당신이 꼭 알아야 할 뜻밖의 치과상식
이만 잘 닦아도
비만·치매 막는다

HA WA MIGAKU DAKE DE IINOKA?
by KABAYA Shigeru
Copyright©2013 by KABAYA Shigeru
All rights reserved.
Original Japanese edition published by Bugeishunju Ltd., Japan.
Korean translation rights in Korean reserved by Door Book, under the license granted by KABAYA Shigeru, Japan arranged with Bugeishunju Ltd., Japan through PLS Agency, Korea.

※이 책의 한국어판 저작권은 PLS를 통한 저작권자와의 독점 계약으로 도어북에 있습니다.
※신저작권법에 의하여 한국어판의 저작권 보호를 받는 서적이므로 무단 전재와 복제를 금합니다.

당신이 꼭 알아야 할 뜻밖의 치과상식
이만 잘 닦아도 비만·치매 막는다

가바야 시게루 지음 | 황윤숙 감역

도어북

일러두기

이 책에는 치아우식증과 충치, 뮤탄스 연쇄구균과 충치균, 타액과 침 등 전문용어와 일상적으로 사용하여 익숙한 용어가 혼용되어 있습니다. 일반 독자들의 편의를 돕기 위한 것으로, 필요에 따라 ( )를 사용하여 설명을 덧붙였으니 참고하시기 바랍니다.

본문에 포함된 한국의 사례 및 관련 정보는 독자의 이해와 효용성을 높이기 위해 감역 과정에서 추가된 것입니다.

| 추천의 글 |

구강질환, 치료의 시대에서 예방의 시대로

치과의원을 막 개원했을 때 일입니다. 하루는 러닝셔츠 차림에 슬리퍼를 신고 머리엔 뽀얀 먼지를 뒤집어쓴 30대 남자가 턱을 감싸 쥐고 진료실로 들어섰습니다. 그의 입안을 들여다본 순간 나도 모르게 소리를 질렀습니다. "도대체 이를 닦는 거요 마는 거요?" 그리고는 구강건강에 무심한 환자를 야단치기 시작했습니다. 아래 위 합쳐봐야 몇 개 남지 않은 이에 그나마 음식물이 잔뜩 끼어 마치 쓰레기장 같았기 때문입니다. 한참을 야단치다가 부끄럽고 미안해하는 환자의 표정에 마음을 가라앉히고 무슨 일을 하는 분인지 물었습니다.

"양곡 도매시장에 나락 정미해서 올려 보내는 일을 하고 있구먼유. 기계 앞에서 하루 종일 떠날 수가 읍스유. 밥도 서서 먹구유, 잠도 쌀가마니에 엎어져서 그냥 자누먼유. 그것두 네 시간밖에는 못 자유."

충격이었습니다. 가슴이 무너지며 목이 꽉 메어 왔습니다. 정해진 식사시간도 없이, 하루 스무 시간씩 노동을 하는 사람에게 이 닦으라고 야단을 쳤으니까요. 이 분에게는 건강을 지키기 위한 기본조건조차 갖추어져 있지 않았던 것입니다.

그날 이후 저는 건강을 유지하는 데 필요한 사회적 조건과 환경에 관심을 갖기 시작했습니다. 건강한 삶을 위해서는 질병에 대한 정치경제학적 관점 자체가 달라져야 한다는 것을 깨달은 것입니다. 저는 생명가치가 존중받는 시대를 꿈꿉니다. 그리고 온 국민이 건강한 세상을 기대하고 있습니다. 그러기 위해서는 이 책의 저자가 말하듯이 '자신의 치아로 평생을 산다는 것이 생활을 얼마나 윤택하게 만드는지' 모든 사람이 깊이 인식해야 합니다. 구강건강을 위해 스스로 노력하고 관리하는 것도 매우 중요합니다.

국민들의 구강건강에 대한 인식 수준이 높아지고 치과 재료의 발전이 일정한 한계에 도달한 지금, 구강건강 관리는 치과의사들의 치료에서 치과위생사들의 교육을 통한 예방으로 전환되어야 합니다. 이런 시기적 필요성에 부응해 일반 독자는 물론 치과계 전문가들에게도 유용한 책이 치위생과 황윤숙 교수의 감역으로 나오게 되어 너무나 반갑습니다. 모쪼록 많은 분들이 읽고 모두가 건강하고 행복하길 바랍니다.

2014년 초여름
충치예방연구회 회장 송학선

| 추천의 글 |

치아를 지키는 것이 전신 건강을 지키는 일

지난 30여 년간 구강건강과 관련하여 이런저런 글을 쓰면서 언젠가는 나도 한 번쯤 이런 이야기들을 모아서 일반인들에게 유익한 책을 한 권 출간해야겠다고 생각해 왔습니다. 그런데 이번에 황윤숙 교수의 감역으로 『이만 잘 닦아도 비만·치매 막는다』는 책이 출간된다고 하니 반갑기 그지없습니다.

이 책은 실제로 우리가 모르고 있었던 치아의 놀라운 기능에 대해 객관적 자료들을 제시하면서 설득력 있게 설명하고 있습니다. 이 책의 내용을 따르게 되면 죽을 때까지 자신의 치아를 잘 보존하여 개인의 삶을 획기적으로 개선하게 됨은 물론 "자연 치아 살리기 운동"과 같은 사회적 의제에도 힘을 실을 수 있을 것 같습니다.

특히 노인들의 구강건강에 대한 부분은 눈여겨봐야 할 대목입니다. 2000년 이후 일본은 이미 65세 이상의 노인인구가 급속히 증가하기 시작하면서 고령화 사회에서 초고령화 사회로 넘어갔습니다.

잘 알고 있듯이, 우리나라의 고령화도 일본 못지않게 수직상승을 하고 있습니다. 전신적인 노인성 질환에 비해 노인들의 구강건강을 너무나 등한시하고 있는 우리나라 현실과 비교할 때 이 책은 시사하는 바가 매우 크다고 할 수 있습니다.

제가 이 책을 추천하는 첫 번째 이유는 딱딱하고 어려울 수 있는 치의학적 내용들을 일반 독자들의 눈높이에 맞춰서 일상 속에서 쉽게 설명하고 있다는 점입니다. 두 번째 이유는 이 책의 감역자가 황윤숙 교수라는 점입니다. 이 책은 처음에 일본에서 출간된 책이다 보니 아무래도 일본의 상황을 반영할 수밖에 없었을 것입니다. 그러나 우리나라 구강위생의 현실과 장기 과제를 누구보다 잘 알고 있는 황윤숙 교수의 혜안을 통해 감역되는 과정에서 그 한계를 완전히 벗어난 것을 느낄 수 있습니다.

구강은 눈에 보이는 유일한 장기(臟器)이자 전신의 건강을 좌우하는 관문이기도 합니다. 동물에게 이빨을 잃는다는 것은 곧 죽음을 의미합니다. 그렇다면 치아가 없거나 있어도 그 기능을 제대로 하지 못하는 사람은 어떨까요? 이것이 이 책을 권하는 가장 큰 이유입니다. 치아를 지키는 일은 죽을 때까지 전신의 건강을 지키는 일입니다. 이것 한 가지만은 절대 잊지 마시기 바랍니다.

2014년 여름
경북대학교 치의학전문대학원 예방치과 교수 송근배

| 감역의 글 |

치아와 잇몸을 관리해야 하는 진짜 이유

얼마 전, 구입한 지 채 2년이 안 된 된 승용차를 수리하기 위해 정비소에 들렀습니다. 정비사는 출고된 지 얼마 되지도 않은 차가 벌써 주행거리가 10만 킬로미터 깜짝 놀라는 표정을 지었습니다. 그는 제게 무슨 영업을 하는 사람이냐고 물었습니다. 맞습니다. 저는 "구강보건교육"이라는 영업(물론 영리 목적은 아니지만)을 위해 30년이 넘는 시간을 보냈습니다. 어떤 날은 800킬로를 운전하고, 또 어떤 날은 네댓 명의 어머니들과 작은 방에 둘러앉아 구강건강의 중요성을 이야기하며 하루하루를 지내왔습니다.

30년도 더 된 기억 하나가 떠오릅니다. 치위생과에 재학하던 시절, 저는 주말마다 치과 의료봉사에 참여했습니다. 한동안 시흥의 한 복지관에서 아이들에게 구강관리법을 가르친 적이 있는데, 어느 날 교육받던 아이들에게 다음에 올 땐 칫솔을 가지고 와서 함께 닦아보자고 제안했더니 아이 하나가 난처한 표정을 지었습니다. 이유인즉 자신이 생활하는 시설에는 한 방 식구들이 칫솔 하나로 돌아가며 이를 닦기 때문에 가지고 올 수 없다는 것이었습니다. 처음 접하는 구강관리에 대한 현실에 당황했던 기억이 납니다. 그때 저는 아직 학생이었지만 전문가들의 역할이 무엇인지 깊이 고민했습니다.

이제 우리나라는 노숙을 하는 사람들도, 올림픽대로 갓길에서 장사를 하는 와중에도 이를 닦을 만큼 이 닦는 습관이 몸에 스며들어 있습니다. 하지만 이를 왜 닦아야 하고 그것이 나의 건강과 어떤 연관이 있고 또 구강관리를 잘 하는 것이 나의 삶 전체에 어떤 영향을 미치는지에 대한 생각은 아직 부족한 것이 사실입니다. 단순히 이를 썩지 않게 하기 위해 혹은 입 냄새를 제거하기 위해 칫솔질을 하는 사람이 대부분입니다.

이 책은 왜 우리가 칫솔질을 해야 하고, 치아와 잇몸 등 구강건강 관리에 관심을 기울여야 하는지 잘 설명하고 있습니다. 제가 맨 처음 이 책을 지인에게 소개받았을 때는 그저 주변의 사람들에게 권하고 싶다는 생각이 전부였습니다. 그러다 책을 살펴본 사람들이 "이게 정말이야?" 하며 놀라는 것을 보고, 잘못 알려져 있거나 정말 중요하지만 전혀 알려지지 않은 구강건강 관련 정보가 너무 많다는 데 생각이 미쳐 국내 독자들에게 소개해서 보다 폭넓게 정보를 전해보자 하는 결심을 하게 되었습니다.

다행히도 이 책은 정말 중요한 내용을 참 쉽게 설명하고 있습니다. 이렇게 전문적인 내용이 수록된 책은 대부분 그 용어부터가 어려워 이해하기가 어려운데 이 책은 더운 여름날 나무 밑 정자에서 수필집 읽듯이 볼 수 있다는 장점을 가지고 있습니다. 또한 구강과 전신건강, 나아가 삶의 질과의 관련성을 폭넓게 풀어가고 있습니다. 구강을, 어느 광고 문구처럼, 단순히 씹고 뜯고 말하는 기능이 아니라 전신질환과의 관련성과 고령화 사회를 살아야 하는 우리들의 건강한 삶의 질을 내용으로 하고 있습니다. 실천적인 내용을 담고 있다는 것도 이 책의 장점입니다. 전문가에 의해 제공되는 진료나 처치들이 아니라 가정에서 스스로 실천하여 자신의 건강을 지키는 쉽고 실천적 방법들을 제안하고 있어 활용도가 매우 높습니다.

개인적으로는 치과위생사의 역할에 대해 잘 기술하고 있어 참 고마운 책이기도 합니다. 세상에는 많은 직업이 있고 그 중 구강 분야의 전문 인력 중에 치과위생사라는 직종이 있습니다. 그런데 많은 사람들은 치과위생사라는 직종을 단순히 치과의사의 업무를 협조하는 정도라고 생각하는 것 같아 안타까울 때가 많았습니다. 그런데 이 책에서는 치과위생사가 우리의 구강건강을 위해 어떤 일을 할 수 있는가에 대해 정확하게 말하고 있어 현장에서 일하고 있는 치과위생사들과 치과를 찾는 환자들에게 중요한 가이드를 제공해 줍니다.

이 책은 일본의 치과의료 현장과 국민구강실태, 정책 등을 근거로 일본 작가에 의해 쓰여진 것입니다. 감역 과정을 통해 한국의 지표와 정책 등의 자료를 보충하고 용어들을 수정하기는 하였으나 원 저자의 글을 훼손하지 않는 범주에서의 수정 보완이므로 일부 우리 현실에 맞지 않는 경우도 있음을 이해해 주시길 바랍니다.

   마지막으로 이 책을 국내에 소개하도록 용기를 주신 충치예방연구회 송학선 회장님과 송근배 교수님, 정재연 교수님 그리고 도망치고 싶을 때마다 격려해 주신 호치 윤호영 사장님께 고맙단 말씀을 전하고 싶습니다. 또한 임상과 보건 현장에서 묵묵히 국민구강발전을 위해 헌신하고 있는 전국의 7만여 치과위생사 선생님들께 감사의 마음을 보냅니다.

   이 책이 많은 사람들에게 회자되고 읽혀져 구강관리를 통해 건강과 삶의 질을 변화시킬 것을 기대하며 독자 여러분께도 머리 숙여 감사의 인사를 드립니다.

   감사합니다.

2014년 여름날
치과위생사 포럼에서 황윤숙

| 저자의 글 |

죽을 때까지 자신의 치아로 사는 방법

치아가 아픈 것도 아닌데 3개월에 한 번씩 치과에 간다고 하면 모두들 이상하게 바라봅니다. 그렇게 이가 안 좋으냐고 물어보며 걱정하는 사람도 있습니다. 아니오, 저는 충치 하나 없는 제 치아가 자랑스러운 사람입니다.

그렇다면 치아나 잇몸에 문제가 있는 것도 아닌데 왜 치과에 다니는 것일까요?

그것은 제가 죽을 때까지 저의 치아를 지키고 싶기 때문입니다. "치아가 소중하긴 하지만 그렇게까지 연연할 필요가 있어? 여차하면 틀니 하면 되지, 뭐. 요즘은 임플란트도 많이 싸졌잖아?" 하는 소리가 들리는 듯합니다. 그러나 자신의 치아로 평생을 산다는 것이 생활을 얼마나 윤택하게 만드는지 아십니까? 게다가 암이나 당뇨병, 심장질환, 치매, 심지어 비만 예방에도 좋다는 사실을 알게 된다면 여러분이 지금까지 가졌던 치아에 대한 안일한 생각도 달라질 것입니다.

생활이 윤택해진다는 건 무엇일까요? 무엇보다 먼저 아무런 스트레스 없이 먹을 수 있다는 점을 꼽을 수 있습니다. 자신의 치아가 있으면 먹는 일에 전혀 불편을 느끼지 않습니다. 딱딱한 것도 잘 씹어서 먹을 수 있고, 계절의 별미도 거리낌 없이 맛볼 수 있습니다. 먹는 것을 무척이나 좋아하는 저로서는 치아의 중요성을 직접적으로 실감하는 이유입니다. 맛있게 먹기 위해서는 반드시 자신의 치아가 필요합니다.

다음으로는 사람들과 즐겁게 이야기할 수 있다는 점입니다. 자랑거리가 별로 없는 저 같은 사람도 목소리가 좋다는 소리만은 자주 듣습니다. 저는 지방의 작은 방송국에서 일을 하고 있는데, 제 방송을 들어보신 분들은 모두 목소리가 좋다고 말씀해 주십니다. 사람들이 좋아해 주는 목소리로 언제까지고 사람들과 이야기를 나누기 위해서라도 저는 틀니를 끼고 싶지 않습니다. 입은 먹기 위해서만이 아니라 사람들과의 대화를 위해서도 중요한 기관이기 때문입니다.

'자신의 몸은 자신이 지키자'는 것이 저의 신조입니다. 치아가 바로 그 신조를 지키게 하는 열쇠입니다. 구강질환이야말로 확실히 예방할 수 있기 때문입니다. 그러나 안타깝게도 집에서 하는 칫솔질만으로는 치아를 지킬 수 없기 때문에 3개월에 한 번 치과에 가는 것입니다.

2008년 일본 후생노동성이 실시한 환자 조사에 의하면, 일본의 외래 환자 중 1위가 충치나 치주질환 같은 치과 환자였습니다. 항상 치아 관련 질환과 감기가 1, 2위를 다툰다고 하니 치아 관련 질환의 심각성을 실감할 수 있습니다.

  이 이야기는 대부분의 치과 치료가 그저 '치아를 갈고 메우는' 일을 반복하고 있다는 것을 반증합니다. 자신의 치아로 평생 살 수 있는 방법이 있고, 그대로만 하면 치아에 대한 고민에서 해방될 수 있는데, 사람들은 왜 실천하지 않는 것일까요?

  이 책에서 이야기하고 싶은 것은 죽을 때까지 자신의 치아로 살 수 있는 방법이 있다는 사실입니다. 이미 망가져버린 치아가 있더라도 포기하지 말고, 남은 치아를 꼭 지켜서 멋진 인생을 즐겨 보시기 바랍니다.

가바야 시게루

| 차례 |

추천의 글 | 구강질환, 치료의 시대에서 예방의 시대로 …… 5
추천의 글 | 치아를 지키는 것이 전신 건강을 지키는 일 …… 7
감역의 글 | 치아와 잇몸을 관리해야 하는 진짜 이유 …… 9
저자의 글 | 죽을 때까지 자신의 치아로 사는 방법 …… 13

제1장 우리가 몰랐던 치아의 놀라운 힘

틀니 장기간 빼놓으면 말 못하게 될 수도 있다 …… 20
내 치아로 씹어야 삶의 의욕 생긴다 …… 24
지진으로 죽었는데 사망 원인은 폐렴? …… 27
어금니가 없으면 치매에 걸리기 쉽다 …… 31
치아가 많으면 잘 넘어지지 않는다 …… 36
전신불수 부르는 사르코페니아도 치아로 지킨다 …… 40
음식을 씹는 동안 뇌가 활성화된다 …… 43
30번 이상 씹으면 다이어트 효과 확실 …… 47

제2장 구강질환이 전신질환으로 이어진다

동물에게 치아는 생명을 좌우하는 장기 …… 54
치주질환이 심근경색 확률 30% 높인다 …… 59
치주병균이 혈관 수명을 단축한다 …… 63
치주질환 있으면 당뇨병 진행 막기 어렵다 …… 66
내장비만이 치주질환 부른다 …… 71
메타볼릭 도미노 쓰러뜨리는 치주질환 …… 74
칫솔질 횟수 적으면 암 발생 가능성 높다 …… 77
치주질환 있는 임산부 조산과 저체중아 출산 7배 …… 82
사춘기에서 폐경기까지, 여자라서 더 위험한 치주질환 …… 87
어금니 없는 사람은 영양부족 3배 높다 …… 90

제3장 치아우식증과 치주질환, 어떻게 막을까

아이의 충치균은 엄마에게 감염된 것 …… 96
자일리톨의 충치 예방 효과는 어느 정도? …… 100
충치는 사탕이 아니라 플라크 때문에 생기는 것 …… 103
충치의 온상, 바이오필름을 막아라 …… 108
치아 표면에 약을 발라 충치균을 제거한다 …… 114
치주질환의 증상과 진행과정 …… 118
혀까지 닦아야 진짜 칫솔질 끝! …… 122
치과검진, 타액 검사가 핵심이다 …… 124
불소치약, 어떻게 활용하면 효과적인가 …… 129
임플란트가 감염되면 뼈까지 위험하다 …… 133
입안의 좋은 세균을 늘리는 방법 …… 136
치아 건강을 위해 고쳐야 할 나쁜 습관5 …… 140

제4장 치과 치료 손해 없이 잘 받는 법

치아에 필요한 건 보험보다 정기검진 …… 144
편의점보다 치과가 많은 동네 …… 148
감기 다음으로 많은 것이 치과 환자 …… 151
사례를 통해 보는 좋은 치과의 조건 …… 157
치료보다 중요한 것은 정확한 진단 …… 163
치과의사 못지않게 중요한 치과위생사 …… 167
치아 상태와 치과 진료기록을 기억하라 …… 170
잘못된 신경치료가 치아의 죽음 부른다 …… 172
충치와 치주질환은 만성 감염질환이다 …… 177
좋은 치과의사를 선택하는 방법 …… 180
치과에서 질문하는 것을 주저하지 마라 …… 188
어떻게든 깎아내는 부위를 줄여라 …… 191
치주질환 예방에 효과적인 와타나베 칫솔질 …… 196

맺음말 | 칫솔질을 제대로 하는 것이 전신건강 첫 단추 …… 200

제 **1** 장

우리가 몰랐던
치아의 놀라운 힘

틀니 장기간 빼놓으면 말 못하게 될 수도 있다

　어느 작은 도시의 건강센터 개소식에서 있었던 일입니다. 휠체어에 앉아 사회자의 이야기를 듣고 있던 백발의 남자가 가족의 부축을 받아 마이크 앞에 서더니 이야기를 시작했습니다. 그는 불편한 몸을 마이크에 기대듯 서 있었지만 센터 설립의 경위와 앞으로의 가능성에 대하여 차분하고 당당하게 이야기를 이어갔습니다. 사람들은 깜짝 놀라 눈을 동그랗게 떴습니다. 나이도 많고 몸도 불편했지만 그의 목소리에는 힘이 있었고, 논리에는 한 치의 흐트러짐도 없었습니다.

　만약 행사장에 모인 사람들이 그의 사연을 알았다면 더 놀랐을 것입니다. 이 남자는 반 년 전에 뇌경색 발작을 일으켰는데, 목숨이 위험한 순간은 넘겼지만 몸 한쪽은 마비가 되고 말았습니다. 퇴원 후 집으로 돌아가 요양 중인 그가 공공장소에 나타난 것은 그때가 처음이었습니다.

그는 센터 설립의 시작부터 완공까지 중요한 역할을 수행한 사람이었습니다. 하지만 뇌경색을 일으킨 이후 말을 거의 하지 못했기 때문에 아무도 그에게 축사를 부탁할 생각을 못하고 있었습니다. 그가 그 자리에 참석해 준 것만으로도 다행이라고 생각했습니다.

놀라운 사실은 그가 말을 하지 못했던 것은 뇌경색의 후유증 때문이 아니라 장기간 틀니를 빼놓고 지냈기 때문이라는 것입니다. 일반적으로 뇌경색을 일으키면 바로 틀니를 뺍니다. 혹여 틀니를 삼키거나 하여 호흡부전이 일어나는 경우를 예방하기 위해서입니다.

그런데 그의 뇌경색이 안정기에 접어들고 위험한 고비를 넘긴 뒤에도 의사나 가족들은 틀니를 챙기지 않았습니다. 식사를 시작할 만큼 병세가 호전된 뒤에도 처음에는 유동식을 했기 때문에 치아가 없어도 상관이 없었습니다. 그렇게 틀니 없이 지내는 기간이 길어지고 있었습니다.

그렇게 틀니를 빼놓고 생활하다 보니 말을 해도 발음이 분명치 않아 가족들이 무슨 말인지 못 알아들을 때가 많았습니다. 그는 말을 했을 때 가족들이 몇 번씩 되물어 오면 이야기할 기분이 안 나 입을 다물곤 했다고 합니다.

이처럼 구강의 기능 자체에 문제가 생긴 것이 아니라 틀니 없이 생활하는 기간이 길어지다 보니 말을 못하게 되는 경우가 종종 있습니다. 또 장기간 틀니를 빼놓고 생활하다 보니 틀니가 입에 맞지 않게 되어 말하는 데 문제가 생긴 경우도 있습니다. 그도 바로 그런 경우였습니다. 하지만 건강센터 개소식 날 그는 큰 행운을 만났습니다. 개소식 행사가 끝난 뒤에 '치아의 중요성'을 테마로 강연이 있을 예정이었던 것입니다.

그날의 강연자는 가토 다케히코라는 치과의사였습니다. 그는 치과의사이면서도 왕진을 하는 '방문치과'의 선구자였습니다. 요코하마에서 치과를 운영하고 있는 가토 박사는 뇌경색을 일으켜 몸이 불편한 사람이나 노인들의 집을 방문하여 치과 치료의 필요성을 알리곤 했습니다.

가토 박사가 행사장에 와 있다는 이야기를 전해들은 이 남자의 가족들은 바로 가토 박사에게 달려가 환자의 구강 상태를 진단해 달라고 부탁했습니다. 병원에서 별 문제가 없다고 하는데도 환자가 말을 못 하니 행여나 하는 마음에서였습니다. 가토 박사는 환자의 상태를 살피더니 행사장 한쪽에 앉아 가족들이 가져온 틀니를 손보기 시작했습니다. 오랫동안 틀니를 빼놓고 지내다 보니 환자의 입에 맞지 않게 된 것이었지요. 가토 박사는 틀니를 깎기도 하고 이장재를 도포하기도 했습니다.

잠시 후 환자의 입에 딱 맞는 틀니가 완성되었습니다. 완벽한 시설이나 도구도 없었지만 가토 박사는 노련한 솜씨로 틀니를 손봐주었습니다. 하지만 이런 일은 놀라운 것도 아니었죠.

이 남자는 입 속에 틀니를 끼자마자 정확한 말투와 발음으로 말을 하기 시작했습니다. 가족들은 도대체 왜 그가 말을 못하게 되었는지 궁금하고 걱정스러웠지만 사실 그는 말을 하고 싶은 욕구를 계속 참아온 것이었습니다. 실제로 그가 말을 못하는 것은 아니었지만 자신의 부족함을 드러내지 않기 위해 입을 다물어버렸다면 기능적으로 말을 못하는 것과 바를 바가 없습니다.

우리는 흔히 '틀니는 음식을 먹기 위해 필요한 것'이라고만 생각합니다. 그런데 알고 보면 틀니는 말하는 것과도 밀접한 관계가 있습니다. 먹는 행위를 인풋(input)이라고 한다면 말하는 행위는 아웃풋(output)입니다. 자신의 생각이나 감정을 외부에 전하기 위해 활용하는 중요한 기관이 비로 입 그리고 치아인 것입니다.

구강건강은 지독한 치통이 아닌 이상, 목숨이 걸린 문제는 아니기 때문에 뒤로 미루는 일이 많습니다. 뇌경색을 일으켜 반신불수가 된 사람을 치과에 데려가는 일도 힘들고, 틀니를 맞춰 넣기 위해 일부러 치과를 찾는 사람도 드물 것입니다.

그러나 이런 문제로 구강건강을 간과하거나 틀니를 대수롭지 않게 여겨 방치해 둔다면 사람과 접하는 일을 점점 꺼리게 되어 밖에 나갈 기회가 없어져버릴 수도 있습니다. 그러다 보면 다른 사람들과 관계를 맺고 사회적으로 살아가는 즐거움을 잃어버리게 될지도 모릅니다.

틀니는 음식을 먹기 위해서만이 아니라 커뮤니케이션을 위해서도 꼭 필요하다는 사실을 기억하시기 바랍니다.

내 치아로 씹어야 삶의 의욕 생긴다

　구강건강의 중요성에 대한 사례를 한 가지 더 소개하고 넘어가겠습니다. 마키오카병원 후루야 원장의 이야기입니다. 마키오카병원은 산간지역에 있는데 후루야 원장은 이곳에서 20년 넘게 외래진료와 왕진을 해왔습니다.
　후루야 원장의 왕진 환자 중에 야마모토라는 사람이 있었습니다. 야마모토는 뇌혈관장애로 인해 반신마비가 왔지만 사회성이 아주 좋아서 지역사회 일에 항상 적극적으로 활동해 왔습니다.
　어느 날, 야마모토를 진찰하던 후루야 원장은 야마모토의 복부에서 무언가 딱딱한 것을 발견했습니다. 혈관 벽이 얇아져서 주먹처럼 부풀어 오르는 복부대동맥류가 틀림없었습니다. 야마모토가 원체 활동적인 사람이라 만약 파열이라도 되면 아주 위험하다고 생각한 후루야 원장은 수술을 권했습니다.

야마모토는 입원하여 수술을 받았고, 다행히 경과도 좋았습니다. 그런데 전신마취와 절식이 문제가 된 것인지, 수술 이후 야마모토는 입으로 음식을 먹을 수 없게 되었습니다. 할 수 없이 위루술(胃瘻術)을 받고 집으로 돌아와 요양생활에 들어갔습니다. 위루술이란 위에 구멍을 내서 직접 음식을 투입하는 방법입니다.

그런데 이번에는 말을 하기가 힘들어졌습니다. 위루술 덕분에 영양 상태는 좋아졌지만 환자의 상태는 더욱 나빠진 것이죠. 야마모토는 지역 활동에 대한 의욕을 완전히 잃어버렸고, 심지어 밖에 나가서 걸어 다니는 일조차 귀찮아했습니다.

수술을 받기 전에는 반신마비도 아랑곳하지 않고 종횡무진 마음을 누비면서 사람들과 적극적으로 관계를 맺으며 살았는데, 이제는 거의 자포자기 상태가 되어 축 처진 채 집에서 꼼짝도 않게 되었습니다.

후루야 원장은 건강하던 때의 야마모토를 잘 알고 있었기에 집 안에서 움직이지도 않고 풀이 죽어 있는 그를 보는 것이 더 안타까웠습니다. '수술을 권하는 게 아니었어' 하는 생각마저 들 정도였습니다.

야마모토가 기운이 없어진 것이 '음식을 입으로 먹지 않아서'라고 생각한 후루야 원장은 방문 치과위생사인 우시야마 선생에게 구강관리를 의뢰했습니다. 우시야마 선생은 야마모토를 찾아가 구강관리를 시작했습니다.

야마모토는 원래 반신마비가 있었던지라 음식을 삼키는 기능이 저하되어 있어서, 다시 입으로 음식을 먹을 수 있게 되기까지는 힘든 시간이 흘렀습니다. 하지만 결국 위루술 호스를 빼도 괜찮은 상태가 되었고, 다시 입으로 음식을 먹을 수 있게 되었습니다. 입으로 먹을 수 있게 되자 야마모토는 빠르게 기운을 되찾았습니다. 그는 다시 의욕을 되찾아 지역사회 일에 적극적으로 참여하게 되었습니다.

치과위생사인 우시야마 선생에 의하면, 구강관리는 "환자의 구강 기능을 회복시키는 것뿐 아니라 사회와의 커뮤니케이션을 회복시키는 것이 진짜 목적"이라고 합니다. 야마모토의 사례는 이 말이 무슨 뜻인지 잘 보여주고 있습니다. 입으로 음식을 먹고 이야기를 하는 것은 사람이 살아가는 데 있어 아주 중요한 일입니다.

야마모토의 일을 계기로 후루야 원장은 구강관리의 중요성을 통감했다고 합니다. 그 후 야마나시 현에서는 의사와 치과의사, 치과위생사, 간호사, 언어·청각치료사들이 서로 연계하여 진료과목에 구강관리를 보강하게 되었습니다.

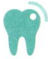
지진으로 죽었는데 사망 원인은 폐렴?

2011년 3월 동일본대지진 발생 직후, 후루야 원장은 피해 지역인 미야기 현으로 자원봉사를 나갔습니다. 대피소는 몸에 걸친 것 외에는 아무것도 없는 사람들로 넘쳐났습니다. 칫솔이나 틀니 같은 걸 챙겨서 대피했는지 묻는 것은 사치로 여겨질 만한 상황이었습니다.

대피소라고 해봤자 난방도 되지 않는 체육관 같은 곳이었습니다. 남녀노소 할 것 없이 마룻바닥에 담요 한 장 깔고 자야 했습니다. 게다가 날씨마저 도와주지 않았습니다. 특히 나이가 많은 사람이나 건강이 약해져 있는 사람들에게 추위는 가혹했습니다. 이럴 때 가장 무서운 적이 폐렴입니다.

폐렴은 접촉성 감염이나 비말(飛沫) 감염으로 발병합니다. 비말 감염이란 폐렴에 걸린 사람과 접촉하거나 폐렴에 걸린 사람이 재채기나 기침을 했을 때 폐렴을 일으키는 세균이 공기를 오염시켜 다른 사람의 몸에 들어가 폐렴을 일으키는 것을 말합니다. 입안에 있는 세균이 기도를 통해서 폐에 들어가 폐렴을 일으키는 경우도 있습니다. 이런 사례는 입안을 청결하게 유지하는 것만으로도 폐렴을 어느 정도 막을 수 있다는 말로 해석할 수 있습니다.

원래 몸의 면역력이 제대로 작동하고 있으면 세균이나 바이러스가 비집고 들어오는 일도 없습니다. 보통 면역력이 떨어지면 감기에 걸려 기도에 염증이 생기는데, 면역력 저하가 심각할 경우 세균이 폐까지 침입해 폐렴을 일으키기도 합니다.

지진이나 홍수처럼 대형 자연재해를 입었을 때 사람들이 임시 거처로 사용하는 대피소의 위생 상태는 좋을 수가 없습니다. 밤늦게까지 잠들지 못하는 것도 면역력을 떨어뜨립니다. 거기에 추위가 더해지면 감기에 걸리고, 그 결과 폐렴이 되는 것은 어쩌면 당연한 수순입니다.

일본에는 '지진 관련 죽음'이라는 말이 있습니다. 지진으로 인해 붕괴된 건물에 깔려 죽거나 쓰나미에 휩쓸려 죽는 것이 아니라 대피소 등으로 피난한 다음에 사망한 경우에 사용하는 말입니다. 즉, 지진으로 인한 환경 변화가 원인이 되어 죽는 것을 가리키는 것입니다.

동일본대지진 때도 지진 관련 죽음이 문제가 되었습니다. 아직 모든 것이 밝혀지지는 않았지만, 그중 절반은 폐렴이 결정적인 영향을 미친 것으로 보고 있습니다.

물론 구조되었더라도 바닷물을 마셔서 폐렴을 일으킨 사람, 동사는 면했지만 저체온증으로 고생한 사람도 많습니다. 그러나 동일본대지진은 한신대지진 때처럼 외과적인 대응이 필요한 사람은 적었다고 합니다. 또한 동일본대지진 때는 한신대지진을 계기로 결성된 구급의료팀 DMAT(Disaster Medical Assistance Team)가 일본 전역에서 달려왔습니다. DMAT는 재해가 발생했을 때 바로 활동할 수 있는 기동력 있는 의료팀이긴 하지만 피해자의 입안까지 검진할 여유는 없었던 것 같습니다.

게다가 지진이 일어난 직후에는 사람들이 모두 불안정한 상태이기 때문에 자신의 몸을 돌아볼 여유가 없습니다. 후루야 원장에 의하면, 피해 지역의 의사들은 지진 발생 이후 48시간 동안 자지도 못하고 쉬지도 못했다고 합니다. 화장실도 하루가 지난 뒤에야 겨우 갔다고 하니 현장 상황의 심각성을 짐작할 수 있습니다. 피해자들 상황이야 말할 것도 없었겠지요. 평소 일상적으로 하던 칫솔질 같은 일을 할 수 없게 되거나 잊어버리게 되는 것입니다. 그저 목숨을 부지하는 것만으로도 힘이 들었을 테니까요.

폐렴이 무조건 입안을 깨끗하게 유지하지 못했기 때문에 걸리는 것이라고 말할 수는 없습니다. 하지만 구강관리에 조금이라도 신경을 썼더라면 폐렴의 위험으로부터 어느 정도는 벗어날 수 있었을 것입니다. 그러나 칫솔은 물론 물도 충분하지 않은 상황에서의 구강관리란 쉬운 일이 아닙니다.

병원에는 고혈압, 당뇨병 등 만성질환 환자가 넘쳐났습니다. 모두 약을 집에 두고 나왔기 때문에 약을 구하기 위해 병원에 온 것입니다. 그러나 치아나 틀니 등의 문제로 병원을 찾아온 사람은 많지 않았습니다. 안타깝게도, 대부분의 사람이 구강관리의 필요성을 인식하지 못하고 있었던 것입니다. 목숨을 지킨다는 조건 안에 구강관리는 들어가 있지 않았던 것입니다. 동일본대지진은 칫솔을 비롯한 구강관리 도구도 상비약처럼 챙겨야 한다는 교훈을 알려주었습니다.

어금니가 없으면 치매에 걸리기 쉽다

2003년 11월에 개최된 '아시아·오세아니아 국제노년학회'에서는 치아 기능에 관련된 아주 중요한 발표가 있었습니다. 발표자는 도후쿠대학 대학원의 와타나베 마코토 치학연구과 교수 팀으로, 2002년에 미야기 현 센다이 시에 사는 70세 이상의 고령자 1,167명을 대상으로 조사 연구한 결과입니다.

와타나베 교수의 연구팀은 건강검진을 받은 1,167명에게 치매 정도를 알아보는 테스트를 실시했습니다. 점수별로 '정상그룹(652명)', 경도 치매가 의심되는 '치매 예비그룹(460명)', 치매가 의심되는 '치매 의심그룹(55명)' 등으로 나눈 다음 각각의 그룹에 남아 있는 치아의 수를 비교해 보았습니다.

그 결과, 치매에 걸리지 않은 사람일수록 치아가 많이 남아 있었고, 치매에 걸린 사람일수록 치아 수가 적다는 것을 알게 되었습니다. 평균 치아의 수는 '정상그룹'이 14.9개, '치매 예비그룹'이 13.2개, '치매 의심그룹'이 9.4개였습니다. 남아 있는 치아의 수라는 걸 생각하면 5개는 굉장히 큰 차이입니다.

그렇다면 치아의 수가 치매와 관련이 있는 이유는 무엇일까요? 그 관계를 조사하기 위하여 와타나베 교수 팀은 195명(69~75세)의 뇌를 MRI로 촬영했습니다. 남은 치아의 수와 뇌 크기(용량)의 관계를 살펴본 결과, 위아래 쌍을 이루는 어금니의 수가 적은 사람일수록 기억을 담당하는 대뇌의 해마와 사고를 담당하고 있는 전두엽의 용량이 줄어들어 있다는 사실을 알게 되었습니다.

모든 기관이 그렇지만 해마와 전두엽은 우리가 인간답게 살아가는 데 특히 중요한 기관입니다. 해마나 전두엽이 축소되면 치매에 걸리게 됩니다. 치매를 일으키는 질환 중 알츠하이머에 걸리면 제일 먼저 해마가 위축되고, 뒤이어 전두엽도 축소되기 시작합니다. 기억의 창고라고 불리는 해마가 축소되면 기억력이 떨어지고, 전두엽에 장애가 생기면 사고력이 떨어집니다. 이 두 가지 기능을 상실하는 것이 우리가 가장 쉽게 생각할 수 있는 치매입니다.

치매가 치아의 수로 결정되다니, 정말 놀라운 일입니다.

이 조사에는 '서로 쌍을 이루는 치아의 수'라는 주석이 붙어 있습니다. 음식을 씹는 행위는 팔다리를 움직이는 것보다 더 치밀하고 복잡한 움직임입니다. 씹기 위해서는 턱을 상하좌우로 움직여야 하기 때문에 거기에 쓰이는 근육들을 자유자재로 조절해야만 합니다. 아주 미묘한 움직임까지도 말이죠. 또한 음식 안에 섞여 있는 머리카락 같은 것을 민감하게 골라내는 것도 씹는 기능의 일부입니다.

치아와 뇌 사이에는 강력한 신경 네트워크가 연결되어 있어서 씹는 행위만으로 뇌의 혈류가 증가하기도 하고 뇌의 대사가 증대되기도 합니다. 치아의 신경은 뇌와 직접 연결되어 있어서 그 신경이 손상되면 뇌는 활성화될 기회를 잃게 됩니다. 결국 뇌는 어떤 식으로든 치아의 영향을 받는다는 말입니다.

예를 들어, 자신의 치아가 빠져서 틀니를 해 넣었다고 합시다. 전체 틀니를 하면 치근막이 받는 자극은 4분의 1로 줄어듭니다. 치근막이란

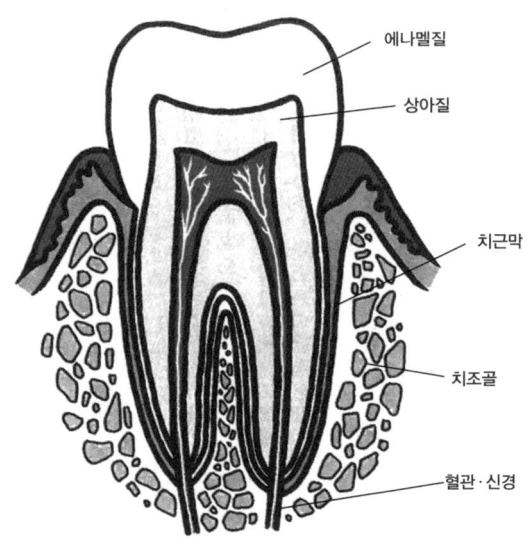

치아의 구조

치아가 심어져 있는 치조골과 치아 사이에서 씹는 힘을 받아주는 쿠션 같은 역할을 하는 부위입니다. 씹는 행위를 통해 치근막이 자극을 받고, 그 자극이 뇌에 전해져 뇌 기능이 활성화되는데, 전체 틀니를 하게 되면 그 자극이 4분의 1로 줄어드는 것이죠. 뇌가 받는 자극이 줄어들어 혈류가 나빠지면 뇌가 쪼그라들면서 치매가 진행되는 것입니다.

2013년 7월 영국에서도 유의미한 자료가 발표되었습니다. 영국 센트럴 랭커셔 대학의 심 싱라오 박사는 사망한 치매 환자의 뇌 조직에서 치주질환의 원인균인 '포르피로모나스 진지발리스(Porphyromonas gingivalis)'의 흔적이 비정상적으로 많이 발견되었다는 점에 주목하고 치주질환과 치매의 관련성에 대해 연구를 시작했습니다. 싱라오 박사의 연구팀은 사망한 치매 환자 10명과 치매를 앓지 않은 사망자 10명의 뇌 조직 샘플을 비교 분석한 결과, 치매 환자에게서만 이 박테리아의 흔적이 다수 발견되었다고 발표했습니다.

싱라오 박사는 뇌가 치주병균에 반복적으로 노출되면 이에 대한 면역반응으로 신경세포가 죽으면서 기억상실이 올 수 있다고 말합니다. 치주병균이 치매를 일으킨다고 단언할 수는 없지만 병을 악화시키는 것은 분명하다는 주장입니다.

미국 캘리포니아 대학 연구팀의 최근 연구 결과도 싱라오 박사의 주장을 뒷받침하고 있습니다. 이 연구팀은 5,500명의 노인을 대상으로 한 검사에서 칫솔질 횟수가 하루에 1회 이하인 노인은 날마다 3회에 걸쳐 규칙적으로 칫솔질을 하는 노인에 비해 치매 발병비율이

65% 높다고 주장합니다.

처음에 소개한 사례를 떠올려보면, 틀니를 빼놓고 지내다 보니 제대로 말도 못하게 되고, 말을 해도 상대에게 제대로 전달되지 않았습니다. 이렇게 커뮤니케이션이 원활하지 못하면 다른 사람은 물론, 가족과 접촉하는 일조차 꺼리게 됩니다. 나중에는 외출을 불편하게 여기거나 두려워하게 되어 집 안에만 틀어박혀 있는 상태가 될 수 있습니다. '은둔형 외톨이'가 젊은이들만의 문제인 것처럼 생각하는 경우가 많지만, 이런 문제는 나이를 불문하고 누구나 겪을 수 있는 아주 심각한 현상입니다. 이런 식의 소통 단절은 치매로 이어질 수 있습니다.

도쿄 노인송합연구소의 조사에 따르면, 외출 빈도가 일주일에 1회 이하인 사람은 그 이상 외출하는 사람에 비하여 사망률이 2배 가까이 된다고 합니다. 이것은 65세 이상의 노인을 조사한 결과인데, 어찌된 일인지 10명 중 한 사람이 일상생활에 전혀 문제가 없는데도 집에만 틀어박혀 지낸다고 합니다.

이런 생활태도는 사람을 심리적으로 고립시키고 대인관계에서 소외시켜 사회적 죽음을 불러옵니다. 사회적 죽음은 치매를 비롯한 갖가지 노인성질환, 면역질환을 불러일으켜 사람을 생물학적인 사망으로 인도합니다. 틀니 때문에 자신감이 다소 낮아졌다 해도 아직 움직일 수 있다면 반드시 운동을 하고, 보다 적극적으로 사람을 만나야 합니다. 그리고 조금 늦었다 하더라도 남아 있는 치아 관리와 틀니의 위생 관리에 만전을 기해야 합니다.

치아가 많으면 잘 넘어지지 않는다

1970년대 중반의 이야기입니다. 한 남자가 치과에 찾아와 다짜고짜 이렇게 말했습니다.

"나는 80살이 되어도 치아가 20개는 남아 있었으면 좋겠는데, 그렇게 해주실 수 있습니까?"

이 사람은 100살까지 살고 싶다고 말했습니다. 한 세기를 살면서 세상이 변해가는 모습을 모두 눈에 담고 싶다는 것이 그의 바람이었습니다. 그는 문득 100살까지 건강하게 살기 위해서는 치아를 소중히 여겨야 한다는 생각이 들어 치과를 찾아왔던 것입니다.

이 일은 80세까지 20개의 치아를 유지하자는 '8020운동'의 시발점이 되었으며, 1989년에 일본치과의사회와 후생성 공동의 노력으로 본격화되었습니다. 치아가 20개라면 음식을 씹을 수 있는 부위가 네 군데나 됩니다. 입안으로 들어온 음식을 제대로 씹을 수 있다는 말입니다. 그러니 '치아 20개'는 목표가 아니라 실제로 건강과 생존을 위해 필요한 치아의 수라고 할 수 있습니다.

우리에게는 유치 20개, 영구치 28개의 치아가 있습니다. 성인의 경우 사랑니 4개를 더하면 32개가 됩니다. '치아 20개'는 그중 약 60%에 해당됩니다.

나이가 들면 치아는 자연스레 빠지는 것일까요? 여러분은 그것을 그저 노화현상의 하나라고 생각하십니까? 아니오, 절대 그렇지 않습니다. 치아가 빠지는 것은 노화현상이 아닙니다. 최신 의학 연구에 의하면, 관리만 잘 하면 죽는 날까지 자신의 치아를 모두 유지할 수도 있다고 합니다. 치아를 잘 지키면 치매나 당뇨병 같은 생활습관병에 걸릴 확률도 낮아집니다.

그렇다면 치아를 건강하게 지키기 위해서는 어떻게 해야 할까요? 이제부터 그 이야기를 자세히 해보도록 하겠습니다.

국립보건의료과학원 구강보건부의 하나다 노부히로 부장(현 츠루미대학 교수) 팀은 2000년에 80세가 된 노인들의 구강과 건강 상태를 조사했습니다. 조사 대상이 된 곳은 이와테, 후쿠오카, 아이치, 니가타 등 4개 지역이었습니다.

이와테, 후쿠오카, 아이치 현에서는 80세의 노인을 대상으로 건강검진을 실시했습니다. 건강검진에 오지 못한 사람은 집으로 방문해서 조사할 만큼 적극적인 조사가 이루어졌습니다. 조사대상은 총

1,962명으로, 해당 지역 80세 노인의 70.6%에 해당하는 인원이었습니다. 또한 니가타 현에서는 80세의 노인 163명과 함께 70세 노인 600명도 조사해 비교자료로 사용했습니다.

치아가 20개 이상 남아 있는 사람, 10~19개인 사람, 9개 이하인 사람, 하나도 남아 있지 않은 사람 등으로 나누어 살펴본 결과, 역시 치아가 20개 이상 남아 있는 사람이 아주 건강하다는 사실이 밝혀졌습니다.

예상한 대로, 치아가 20개 이상 있는 노인은 영양상태가 대단히 좋았습니다. 이 노인들은 딱딱한 식품을 포함한 대부분의 식품을 씹을 수 있었습니다. 이들 그룹에는 현재 자신의 생활에 만족하고 있냐는 질문에 그렇다고 대답한 사람이 치아의 수가 적어서 씹을 필요가 없는 부드러운 음식밖에 먹지 못하는 사람에 비해 1.5배나 많았습니다.

식생활이 즐겁다는 것은 생활 자체가 즐겁다는 뜻으로 연결됩니다. 먹는 것은 날마다 반복해야 하는 일인지라 무엇을 먹을 수 있고 없고가 생활의 질에 큰 차이를 만드는 것입니다.

영양상태만이 아닙니다. 20개 이상 치아가 남아 있는 고령자는 균형감각도 매우 뛰어났습니다. 이 조사에서는 눈을 뜬 상태로 한쪽 발을 들고 얼마나 오래 서 있을 수 있는지 테스트하기도 했습니다. 이 균형감각 테스트는 보통 눈을 감고 실시하지만, 고령자의 경우에는 넘어질 위험이 있기 때문에 눈을 뜬 채로 진행한 것입니다.

이 테스트에서 40초 이상 서 있을 수 있었던 사람 중에는 역시 치아가 20개 이상 있는 사람이 많았습니다. 게다가 그들은 민첩성에서도 우수했습니다. 균형감각이 좋으면 잘 넘어지지 않는다고 합니다. 그것은 넘어지려고 할 때 이를 꽉 물어 버틸 수 있기 때문입니다. 악물 이가 없으면 넘어지기 쉽습니다. 좋은 자세를 갖기 위해서도 꽉 다물 이가 필요합니다.

다른 사람들에 비해 유난히 잘 넘어지지 않으세요? 잠깐만 방심하면 금방 자세가 흐트러지지는 않나요? 그렇다면 혹시 치아 때문은 아닐까요? 한 번쯤 꼭 의문을 가져야 할 문제입니다.

전신불수 부르는 사르코페니아도 치아로 지킨다

사르코페니아라(sarcopenia)는 병이 있습니다. 나이가 들면서 근육이 급속도로 위축되는 증상을 말합니다. 흔히 운동 부족으로 인해 근육량이 감소한다고 생각하는데, 나이와 함께 근육량이 감소하기도 합니다. 그래서 사르코페니아를 '노년성 증후군'이라고도 합니다.

근육량은 30세쯤이 절정이고, 나이가 들면서 서서히 떨어진다고 합니다. 나이 자체가 원인이 된다는 말이지요. 근육량이 떨어지면 당연히 근력도 떨어지게 마련입니다.

사르코페니아가 무서운 것은 전신불수의 원인이 된다는 점입니다. 전신불수 원인으로 가장 많은 것은 뇌졸중입니다. 소위 '중풍'으로 인해 몸이 마비되는 것입니다. 그 다음이 바로 사르코페니아라는 보고가 있습니다. 근육량이 떨어지면 몸을 움직일 수 없게 되니까 당연한 결과인지도 모르겠습니다.

사르코페니아는 65세에서 70세까지의 노인 13~24%에서 발생하는 것으로 알려져 있습니다. 80세 이상의 노인 50%에서 사르코페니아의 증상이 나타난다고 합니다.

연령별로 보자면, 70세에는 네 명에 한 명, 80세가 되면 두 명에 한 명꼴이라고 하니 꽤 높은 확률입니다. 건강한 사람은 평균 1초에 1미터를 걸을 수 있다고 합니다. 횡단보도에 있는 보행자용 신호도 이것을 기준으로 정하는 것입니다. 그러나 고령자는 초당 이동거리가 80센티미터 이하로 떨어지기 때문에 횡단보도를 한 번에 건너지 못합니다. 그 정도로 움직임이 둔해졌다고 할 수 있겠지요.

사르코페니아의 원인에는 나이, 극단적인 활동 부족, 영양 부족 그리고 수술, 골절, 외상, 암, 호흡부전, 심부전, 신장부전 등으로 몸을 움직일 수 없게 된 상태의 질병을 들 수 있습니다. 병이 나서 몸을 움직일 수 없게 되어 식사도 충분히 할 수 없다면 근육량이 감소하는 것은 당연합니다.

영양 부족에 대해 좀 더 알아보고 넘어가도록 하겠습니다. 우리의 몸은 대부분 단백질로 이루어져 있습니다. 근육도 예외는 아닙니다. 따라서 식사로 섭취한 단백질의 양이 부족해지면 근육량도 감소하게 되는 것입니다.

바로 이 부분에 치아가 관련되어 있습니다. 잘 씹을 수 없게 되면 단백질 섭취가 줄어들고 당질(탄수화물에서 식이섬유를 뺀 것)이 늘어납니다. 밥이나 면류는 완전히 씹지 않아도 먹을 수 있기 때문에 자연스럽게 당질의 섭취가 늘어나게 됩니다. 즉, 치아로 씹지 않게 된 탓에 단백질이 부족해져서 사르코페니아가 될 조건을 만든다는 말입니다.

단백질이 부족해서 사르코페니아가 되는 것도 문제지만, 당질이 많아져서 생기는 비만도 문제입니다. 당질 과다에 의한 비만은 살이 쪄 있어도 영양 상태는 아주 나쁩니다. 잘 씹어야 단백질도, 당질도, 지방도 충분히 얻어낼 수 있습니다. 사르코페니아가 되지 않기 위해서, 전신불수가 되지 않기 위해서 제대로 씹으려면 치아를 잘 지켜야 합니다.

음식을 씹는 동안 뇌가 활성화된다

틀니를 끼던 사람은 틀니가 없으면 말하기가 힘듭니다. 또 틀니가 입에 잘 맞지 않으면 우물우물 하면서 알아듣기 힘들게 말하거나 어미가 확실치 않은 경우가 많습니다.

입안에 음식을 가득 물고 말하는 경우를 상상해 보세요. 이런 상태로 말을 하면 제대로 알아들을 수가 없습니다. 아, 야, 어, 여 등의 모음은 혀의 위치나 입의 모양에 따라 각기 다른 소리가 납니다. 그러므로 입안에 무언가가 들어 있으면 혀가 정확한 위치와 모양을 잡을 수 없어 제대로 발음하기 힘들어집니다. 특히 모음은 발음하는 모든 단어에 영향을 미칩니다. 입안에 음식이 들어 있을 때 제대로 말하기 힘든 것은 모음을 정확하게 발음할 수 없기 때문입니다.

입안에 음식을 물고 있다면 삼킨 뒤에 이야기를 하면 됩니다. 하지만 입안에 들어 있는 것이 틀니일 경우에는 전혀 다른 문제가 됩니다.

전체 틀니를 보면 그 크기에 새삼 놀라게 됩니다. 이렇게 큰 게 입안에 들어가 있는 건가 하는 생각이 듭니다. 당연한 얘기지만, 아무리 자기 입에 맞춘 틀니라고 해도 타고난 것이 아니기 때문에 완전한 이물질입니다. 게다가 틀니가 구강에 잘 맞지 않아서 입안에서 움직이기라도 한다면 발음이 나빠지는 것은 순식간입니다.

틀니가 없으면 부드럽게 말할 수 없지만, 틀니를 넣었다고 해도 잘 맞지 않으면 같은 현상이 일어납니다. 자신의 의견을 다른 사람에게 정확하게 전달하기 위해서라도 평생 틀니를 할 일은 없었으면 좋겠습니다.

세이루카국제병원의 이사장인 히노하라 시게아키는 101세의 나이에도 매일 건강한 모습으로 병원에 나와 진료를 하고 환자들과 이야기를 나누며, 1년에 100회 이상 강연을 합니다. 그는 101세인 지금도 자신의 치아가 18개나 있다고 합니다. 그는 "내 발음이 명료한 이유 중 하나는 인공치아가 적기 때문"이라고 얘기합니다.

안검하수(눈꺼풀 처짐) 연구를 하며 눈꺼풀의 중요성을 강조하고 있는 신슈대학 의대 마츠오 키요시 교수는 안검하수가 어깨 결림과 두통의 원인이 된다고 경고합니다. 실제로 눈꺼풀 재건수술을 하면 원인 불명의 어깨 결림이나 두통에서 벗어날 수 있다고 합니다.

마츠오 교수는 눈꺼풀만이 아니라 얼굴 신경과 뇌의 관계를 여러 방면으로 조사하여 논문으로 발표했는데, 그중 하나가 씹는 행위로 인해 일어나는 자극과 뇌의 관계입니다.

우리가 음식을 씹는 압력은 치아와 치조골 사이에 있는 치근막을 자극합니다. 치근막은 마치 해먹처럼 치아를 받쳐주어 자극을 분산시키는데 이 자극은 치근막의 독특한 센서를 통해 뇌로 보내집니다. 바로 이 부위가 청반핵(靑斑核)인데, 청반핵은 호흡을 관장하는 사령탑인 뇌간에 있습니다. 뇌간은 '생명뇌'라는 별칭으로도 불립니다.

청반핵에 자극이 전해지면 노르아드레날린(noradrenalin 부신수질에서 추출되는 호르몬. 아드레날린과 같은 작용을 하며, 교감신경계의 화학전달물질 작용을 함)이라는 신경전달물질을 내보내 전두전야, 시상, 해마, 편도체, 시상하부, 소뇌, 척수 등을 자극합니다. 전두전야는 생각하거나 몸을 움직이게 하는 등 뇌를 총괄하는 중요한 기관입니다. 시상은 보거나 듣거나 만지거나 하는 감각을 대뇌에 중계하는 곳이고, 해마는 기억을 관장하는 곳입니다. 편도체는 스트레스나 불안을 감지하는 곳으로, 좋고 싫은 감정적 움직임의 근원이라고 일컬어집니다. 최근의 연구에 의하면 우울증과도 관련이 있다고 합니다. 시상하부는 자율신경계, 호르몬 등의 내분비계의 중핵입니다. 소뇌는 몸을 움직일 때 지각 정보의 종합, 감정의 제어가 이루어지는 곳입니다. 청반핵은 이처럼 뇌의 여러 부분을 자극하는데, 씹는 행위가 바로 이 청반핵을 자극하는 것입니다.

곤란한 상황에 직면할 때 우리는 이를 꽉 물곤 합니다. 이런 반응은 뇌를 자극하는 동시에 부교감신경을 흥분시킵니다. 이때 이가 자기 치아라면 치근막에 있는 센서가 활약을 해줄 테지만, 만약 틀니라면 그러질 못합니다. 살아가다 보면 이를 악물 일이 종종 있는데, 이를 악물어도 그에 상응하는 반응이 일어나지 않는 것이죠.

틀니는 잇몸 위에 올리는 것입니다. 치근막은 치아를 하나하나 치조근에 세우기 위해 존재하는 것이므로 치아가 없으면 치근막도 없어집니다. 최근에는 틀니를 한 경우에도 치근막이 가지고 있던 센서를 대신하는 기능이 발달한다는 사실이 밝혀졌는데, 그러기 위해서는 입에 꼭 맞는 틀니로 잘 씹는 일이 전제되어야 합니다.

100세를 넘기고도 스키를 즐겼다는 스키선수 미우라 케이조는 유감스럽게도 전체 틀니를 하고 있었습니다. 하지만 그는 잘 씹는 일을 일과로 삼았습니다. 한 입에 60번은 씹었다고 하니 그의 노력이 어느 정도였는지 알 것 같습니다. 틀니를 충분히 단련한 결과, 그는 닭을 통째로 압력솥에 쪄서 뼈까지 씹어 먹을 정도가 되었다고 합니다. 물론 틀니도 철저하게 관리하며 정기적으로 치과의사에게 점검을 받았습니다. 그런 걸 보면 '씹는 것이 장수의 지름길'이라는 사실은 틀림없는 모양입니다.

30번 이상 씹으면 다이어트 효과 확실

　언젠가 친구에게 식사 때마다 한 입에 30번씩 씹는 것이 얼마나 중요한 일인지에 대해 이야기한 적이 있습니다. 그날 이후 그는 30번 씹는 일을 꾸준히 실천해서 3개월에 4킬로그램을 뺐다고 합니다. 식사의 양을 줄이거나 특별히 운동을 한 것도 아니고, 그저 한 입에 30번 씹는다는 자신의 규칙을 지켰을 뿐인데 말입니다.
　이 친구는 방송국 카메라맨으로 일하다 퇴직을 했습니다. 나이는 65세, 165센티미터 정도의 키에 몸무게는 65킬로그램 전후일 것입니다. 비만이라고 할 정도는 아니었지만, 은퇴를 한 뒤에는 아무래도 몸을 움직일 기회가 줄어드니까 먹는 양을 조금 줄여볼까 생각하던 참이었다고 합니다. 그때 씹는 일의 중요성에 대해 열변을 토하던 저를 보고 느낀 바가 있어 일단 한 입에 30번 씹는 일을 시작했다고 합니다.

30번씩이나 씹고 있자니 자연스레 식사를 천천히 하게 되고 맛을 알게 되어, 그저 한 끼를 때우던 식사가 이제는 제철의 맛을 음미하는 수준이 되었다고 합니다.

게다가 저절로 식사량이 줄어들어서 3개월 동안 4킬로그램이 빠지고 허리둘레도 6센티미터나 줄었다고 합니다. 이 친구는 지금도 61킬로그램의 체중을 유지하고 있으며 요요현상은 없다고 합니다.

한 제약회사에서 메타볼릭 신드롬(metabolic syndrome 대사증후군)을 개선하기 위해 식사 때마다 한 입에 반드시 30번씩 씹도록 지도한 결과, 96%가 체중이 줄었다는 보고가 있습니다. 이 사람들도 요요현상은 없었습니다.

이렇게 쉬운 다이어트 방법은 없을 것입니다. 한 입에 30번씩 씹기만 하면 되니까 누구라도, 오늘부터 바로 시작할 수 있습니다. 다만, 잘 씹기 위해서는 치아가 튼튼해야만 합니다.

그렇다면 한 입에 30번 씹기 캠페인은 언제부터 시작된 것일까요?

조사해 보니, 4차례에 걸쳐 영국 수상을 역임한 윌리엄 글래드스턴(William Ewart Gladstone 1809~1898)이 최초로 제창했다고 합니다. 글래드스턴은 84세 때 수상을 사임했는데, 빅토리아 여왕과 사이가 나빴던 것으로 유명합니다.

수상을 사임한 후 "85세임에도 불구하고 어떻게 그렇게 건강할 수 있습니까?" 하고 묻는 신문기자에게 글래드스턴은 "하늘에서 우리에게 32개의 이를 주셨지. 따라서 그 이를 전부 사용한다는 생각으로 한 입에 32번씩 씹고 있소. 아이들에게도 내 생각을 전해서 모두들 지키도록 하고 있다네"라고 대답했습니다.

한 입에 32번 씹는 일이 건강의 비결이라고 한 것입니다. 치아의 수를 머리에 새겨서, 30번이 아니라 32번이 시작이었던 셈입니다.

글래드스턴이 한 입에 32번 씹는다는 이야기를 듣고, 실제로 잘 씹는 것을 건강운동으로 퍼뜨린 사람은 미국의 대부호 호레이스 플레처(Horace Fletcher 1849~1919)입니다. 그의 이름을 따서 '잘 씹어서 건강을 되돌리자'는 운동을 '플레처리즘(Fletcherism)'이라고 합니다.

플레처가 신문기사를 읽은 것은 40대였는데, 그 즈음 그의 체중은 100킬로그램에 가까웠습니다. 171센티미터의 키에 허리둘레가 152센티미터였다고 하니까 확실히 비만입니다. 건강도 좋지 않아서 생명보험 가입도 거절당할 정도였다고 합니다. 그래서 좋은 의사를 찾으려고 영국으로 건너갔는데, 그때 마침 그 신문기사를 본 것입니다.

그가 실천하기로 마음먹은 것은 다음 세 가지였습니다.

① 정말 공복감을 참을 수 없을 때만 먹을 것
② 신선한 식품을 간단하게 조리해서 먹을 것
③ 천천히 음미하면서 잘 씹어 먹을 것

그 결과 소량의 식사로도 포만감을 느끼게 되어 5개월 뒤 체중은 71킬로그램, 복부둘레는 90센티미터까지 감소했다고 합니다. 건강한 몸을 되찾은 플레처는 이후 '천천히 씹기 건강법' 보급에 힘쓰게 되었습니다.

비만 연구를 하고 있는 오이타 의과대학의 사카다 토시이에 명예교수도 30번이라는 숫자의 중요성을 강조합니다. 전문가들이 30번 정도라고 하면 사람들이 스스로 조정을 해서 씹는 횟수를 은연중에 30번 이하로 줄여버리기 때문입니다.

잘 씹으면 우리 몸에 또 하나 이로운 일이 생기는데, 바로 침 분비가 활발해집니다. 치아를 지키기 위한 침의 효과는 뒤에서 자세히 설명하겠지만, 씹는 이야기가 나온 김에 잠깐 소개하고 넘어가도록 하겠습니다.

침 속에는 여러 가지 유익한 성분이 포함되어 있습니다. 잘 알려져 있는 아밀라아제는 탄수화물의 소화 흡수에 도움이 되는 효소입니다. 그 외에도 라이소자임(lysozyme 세균의 세포막에 있는 다당류를 분해하는 효소), 락토페린(lactoferrin 포유동물의 젖 속에 존재하는 철 결합성 단백질로 항균작용이 있어 모유를 먹는 아기를 세균이나 바이러스에서 보호), 면역 글로불린(globulin 동물의 혈청 난황 등에 함유된 단백질의 하나), 히스타민(histamine 외부 자극에 대하여 신체가 빠른 방어 행위를 하기 위해 분비하는 유기물질 중 하나) 등 살균·항균 작용이 있는 물질이 포함되어 있기 때문에 입안에서 잡균이 번식하는 것을 억제해 줍니다. 이런 잡균이 구취의 원인이 되기도 하는데, 침의 양이 많으면 구취도 예방할 수 있습니다.

최근의 연구에 의하면, 침에 포함되어 있는 페록시다아제(Peroxidase 과산화수소를 분리하는 효소)라는 효소에는 노화 촉진의 원인으로 꼽히는 활성산소를 제거하는 작용이 있다고 합니다.

침은 음식을 씹을수록 잘 분비되며, 되도록 천천히 씹는 것이 좋습니다. 침을 많이 나오게 하기 위해서라도 한 입에 30번은 씹어야 합니다.

제2장

구강질환이
전신질환으로 이어진다

동물에게 치아는 생명을 좌우하는 장기

　치아우식증(충치)이나 치주질환을 전신의 건강과 관련지어 생각하는 사람은 많지 않습니다. 치아에 관련된 병 자체가 그렇습니다. 치아우식증이나 치주질환이라고 하면 그나마 병이라는 생각이 드는데, 충치나 풍치 같은 표현을 사용하면 병이란 느낌이 별로 안 듭니다.
　특히 충치는 많은 사람이 어릴 때부터 겪는 일이다 보니 대수롭지 않게 여기는 것이 보통입니다. 흔히들 이렇게 생각합니다. 단것을 많이 먹고 칫솔질을 안 하면 치아에 구멍이 뚫릴 수 있다, 통증이 느껴지면 치과에 가서 치료하고 때우면 된다, 또 아주 심하면 뽑고 새로 해넣으면 된다, 더구나 치아는 위아래 합쳐 32개나 되는데 한두 개 뺐다고 무슨 큰일이 나겠느냐 싶은 겁니다.
　치아를 위나 장 혹은 뇌나 심장과 마찬가지로 중요한 장기라고 생각하는 사람은 별로 없을 겁니다. 하지만 인간 이외 다른 동물의 경우, 이빨을 잃는다는 것은 죽음을 의미합니다. 먹잇감을 사냥하는 일도 먹는 일도 이빨이 없으면 불가능하기 때문입니다.

인간은 더 이상 생존을 위해 사냥을 하지 않습니다. 그러니 치아 손상이 얼마나 치명적인지 깨닫지 못하는 것 같습니다. 또한 도구를 사용해서 음식을 손질하고 치아에 문제가 생기면 보철이나 틀니 등의 도움을 받게 됩니다. 그러다 보니 치아에 탈이 나면 갈아내고 고치거나 뽑아내고 새 것으로 교체하면 된다고 가볍게 여기는 것 같습니다.

그런데 알고 보면 인간도 치아를 잃으면 건강한 치아를 유지할 때처럼 건강한 생활을 유지할 수 있다고 장담할 수 없습니다. 치아에 문제가 생겨 잘 씹지 못하거나 말을 하는 데 어려움을 느껴본 사람은 의외로 많습니다.

예를 들어 어금니가 썩어서 뺐다고 합시다. 음식을 씹을 때 치아는 항상 위나 아래, 마주칠 상대가 필요합니다. 한쪽을 뽑은 채 그대로 놔두면 마주칠 상대가 없어진 치아가 흔들리게 됩니다. 그러면 치열이 고르지 못하게 되고 다른 치아에도 영향을 주게 되는 겁니다. 바로 틀니를 해 넣으면 그나마 다행이지만, 그대로 방치하면 입안의 구조도 변하게 됩니다. 치아가 여러 개 빠지면 얼굴 형태가 변하는 경우도 있습니다.

틀니를 해 넣었다고 해도 안심할 수는 없습니다. 틀니는 자기 치아로 음식을 먹을 때와는 감촉이 전혀 다릅니다. 이것은 치근막이 없기 때문입니다. 앞에서도 말한 것처럼, 치아는 치근막을 통해 뇌와 연결되어 있습니다. 그런데 틀니 아래에는 치근막이 없기 때문에 음식을 씹을 때도 뇌로 전달하는 정보가 다를 수밖에 없는 것입니다.

특히 전체 틀니는 정말 불편한 물건입니다. 경험자라면 누구나 알고 있을 것입니다. 음식을 씹는 기능이 만족스럽지 않은 것은 물론이거니와 잇몸이나 입천장 등에도 부담을 줍니다. 자기 치아를 지키는 일은 몇 번을 강조해도 지나치지 않습니다. 그런데 아직도 치아 건강의 중요성에 대한 인식은 부족한 것 같습니다.

2011년 일본 후생노동성에서 실시한 '치과질환실태조사'에 의하면, 20세 이상의 성인 중에 '충치를 치료한 일이 있다' 혹은 '지금도 충치가 있다'고 한 사람이 90% 이상을 차지했습니다. '충치가 하나도 없다'고 한 사람은 10%에도 미치지 못했습니다.

충치 치료도, 20대에는 충치로 생긴 구멍을 메운 사람이 많았지만 연령이 높아짐에 따라 충치가 계속 진행되어 치아 전체를 보철로 씌우거나(크라운) 빠진 이를 연결하는 브리지가 많아졌습니다. 연령이 높아짐에 따라 구강의 상황이 점점 나빠진다고 할 수 있겠지요. 이것은 치아가 중요한 장기라는 인식이 없기 때문입니다.

한국의 경우, 전반적인 의식은 향상되고 있는 추세입니다. 2013년 6월 보건복지부가 발표한 '2012년 국민구강건강실태조사' 결과에 따르면 만 12세 아동의 '우식경험 영구치 지수(DMFT index)'가 2000년 3.3개에서 2012년 1.8개로 절반 가까이 떨어졌습니다. 우식경험 영구치 지수는 전체 치아 가운데 치아우식(충치)으로 인해 치료를 받거나 뺀 치아의 개수를 말합니다.

만 12세 아동의 우식경험 영구치 지수는 2000년 3.3개, 2003년 3.25개로 높았지만 2006년 2.17개, 2010년 2.08개, 2012년 1.8개로 급격히 줄었습니다. 지난해 기준 우식경험 영구치 지수를 연령별로 보면 8세 0.7개, 15세 3.3개였습니다. 영구치에 우식이 생겨 이를 빼거나 치료한 아동의 비율(우식 경험자율)은 만 8세의 경우 30.4%, 만 12세 57.3%, 만 15세 71.1%였습니다. 또 만 15세 이하 아동 10명 가운데 7명 이상은 1년에 1번 이상 치과를 찾는 등 구강관리 수준도 양호한 것으로 나타났습니다(아시아경제 2013년 6월 3일 기사 참고). 여기서 관심 있게 살펴볼 것은 나이가 증가함에 따라 충치를 경험하는 비율이 증가한다는 점입니다.

또한 대한치주과학회에서 2014년 3월에 발표한 자료를 보면 구강건강에 대해 보다 높은 관심이 필요한 상황이라는 것을 알 수 있습니다. 치은염·치주질환 진료 인원이 2004년 약 466만 명에서 2013년 약 1,027만 명으로, 약 2.2배 증가한 것으로 나타나 전체 국민질환 중 2위를 차지한 것입니다. 연령별로는 50대가 23.1%로 가장 많았고, 40대 19.8%, 60대 14.2%의 순으로 높게 나타났습니다. 또한 10~19세 청소년은 6.3%, 0~9세의 소아·아동 3.3%로 상대적 점유

율은 낮으나 실제 진료인원은 각각 연간 28만 명, 53만 명의 큰 규모로 드러났습니다. 치주질환은 연령을 불문하고 주의해야 하는 질환이라는 얘기입니다(연합뉴스 2014년 3월 24일 기사 참고).

치아에 문제가 생기면 치주에 문제가 생길 수밖에 없는 것처럼, 치주 건강 없이 치아 건강은 있을 수 없습니다. 치아뿐만 아니라 치주와 구강 전반을 건강하게 관리하는 것은 전신 건강의 토대가 된다는 것을 기억하시기 바랍니다.

치주질환이 심근경색 확률 30% 높인다

　치아우식증(충치)이나 치주질환은 충치균과 치수병균의 감염에 의해 일어납니다. 뒤에서 다시 자세히 설명하겠지만, 충치균은 우리가 먹은 설탕이나 당질을 먹이로 하여 번식하고, '산'을 배출하여 치아 표면의 에나멜질을 녹여서 충치를 만듭니다. 충치균 그 자체보다 충치균이 만들어내는 '산'이 문제인 것입니다. 치주질환 또한 치주병균에 의해 일어나지만 충치균과 다르게 치주병균은 그 자체에 독소가 있는 유해균입니다.

　충치도 방치해 두면 전신 건강에 해를 끼치지만 워낙 통증이 심하기 때문에 대부분 초기에 치료를 받게 됩니다. 문제는 아프지도 근질거리지도 않는 치주질환입니다. 치주질환은 오랜 기간에 걸쳐 서서히 진행되는데, 초기에는 증상이 거의 나타나지 않아 자각하기 어렵습니다. 환자가 증상을 자각했을 때는 이미 적절한 치료시기를 놓친 경우가 많습니다. 따라서 치주질환은 예방이 중요합니다. 특별히 문제나 통증이 없어도 지속적인 구강 관리가 필요한 것은 바로 이 때문입니다.

치주질환이 생기면 치아의 뿌리 부위에 서식하는 치주병균이 혈액에 침투합니다. 그러면 치주병균의 독소에 대항하기 위해 몸의 방어시스템이 활동을 시작합니다. 방어시스템에는 세균을 죽이는 백혈구, 세균을 먹어치우는 매크로파지(macrophage 대식세포, 몸속의 이물질이나 노폐물 등을 거두어서 소화하는 대형 아메바 모양의 세포) 등이 있습니다.

그런데 이 매크로파지가 동맥경화와 관련이 있다고 합니다. 매크로파지는 콜레스테롤과 합성하여 혈관 안쪽 벽에 들러붙어 혈관을 딱딱하게 만드는데, 그와 동시에 혹처럼 부풀어 올라 혈액의 흐름을 방해합니다. 혈액 중에 치주병균이 있으면 매크로파지가 활동을 시작해 동맥경화가 진행될 수도 있다는 말입니다. 게다가 치주병균 자체가 가지고 있는 독소도 혈액 중에 굳히는 성분이 있는 혈소판을 모아 혈전을 만든다고 합니다. 동맥경화를 일으킨 심장 혈관에서 치주병균이 발견되는 것은 바로 이 때문입니다. 이는 치주병균이 입안에만 서식하는 것이 아니라 혈액을 따라 온몸을 돌아다닌다는 것을 의미합니다.

1989년에 핀란드의 마이라 박사가 발표한 「치주질환과 급성 심근경색의 관계」라는 논문이 있습니다. 이 논문에 따르면, 치주질환이 있는 사람은 없는 사람과 비교하여 심근경색에 걸릴 확률이 30%나 높앗다고 합니다. 그 뒤에도 치주질환과 심근경색 관련된 이야기는 몇 편의 논문에서 언급되고 있습니다.

예를 들어, 치주질환 환자는 그렇지 않은 사람과 비교했을 때 심장질환에 걸릴 확률이 25% 높고, 통상 심장질환과는 거리가 멀다고 여겨온 50세 미만의 남성 중 치주질환이 있는 사람은 그렇지 않은 사람보다 심장질환에 걸릴 확률이 72%나 높다고 합니다.

2007년 미국·영국 합동연구팀도 치주질환 환자의 심근경색 발병 위험이 더 높다는 사실을 보고한 바 있습니다. 이 연구팀은 "치주질환의 원인인 잇몸의 박테리아가 관상동맥으로 옮겨가 혈전이나 염증물질을 만들어 혈관 벽이 두꺼워지는 관상동맥 경화증을 유발하는 등 심장혈관 건강을 크게 악화시키는 것이 원인이 된다"고 밝혔습니다.

2013년 미국 컬럼비아대학 연구팀이 〈미국심장협회보〉를 통해 발표한 연구 결과도 잇몸 건강상태를 높이면 아테롬성 동맥경화 등 심혈관질환의 발병이나 진행을 늦출 수 있음을 시사하고 있습니다. 아테롬성 동맥경화는 혈관 속 지질 플라크가 축적돼 발생하는 질환입니다. 잇몸을 잘 관리하면 지질 플라크가 쌓이는 속도를 늦출 수 있고, 결과적으로 아테롬성 동맥경화 치료에도 도움이 된다는 이야기입니다.

또한 2014년 4월, 스웨덴 웁살라 대학 연구팀은 잇몸출혈, 치아 손실 등의 치주질환이 고혈압, 높은 콜레스테롤 수치와 같은 심혈관질환 위험 인자와 높은 연관성이 있는 것으로 밝혀졌다는 연구 결과를 발표했습니다. 웁살라 대학 연구팀은 심근경색, 협심증을 앓고 있는 39개국의 관상동맥질환 환자 15,828명에 대해 그들의 잇몸출혈 여부, 구강관리 습관, 치아가 남아 있는 정도 등을 면밀하게 조사했습니다. 그 결과, 대상자의 25%에서 잇몸출혈 증세가 나타났고 41%는 남아 있는 치아가 15개 미만이었습니다. 그중 16%는 아예 치아가 하나도 없었다고 합니다. 치주질환이 관상동맥 질환 유발 위험인자와 어떻게 연결되는지 구체적으로 밝혀지지는 않았지만 적어도 밀접한 연관이 있음을 알려주는 연구 결과입니다.

일반적으로 심근경색은 콜레스테롤 등이 혈액 속으로 들어와 혈액이 끈끈해져서 생기는 것으로 알려져 있습니다. 그래서 심장건강을 염려하는 사람들은 지방의 섭취를 줄이는 등 식이요법에 신경을 많이 씁니다. 그러나 기름기 있는 요리를 금한다 해도 치주질환을 방치할 경우 심근경색의 위협에서 벗어날 수 없다는 것을 잊지 말아야 합니다.

치주병균이 혈관 수명을 단축한다

동맥경화를 일으킨 심장혈관에 치주병균이 있었다는 사실은 우리에게 큰 충격을 줍니다. 이처럼 혈관 중에 세균이 있는 상태를 균혈증이라고 합니다. 혈관 속으로 세균이 침투하면 몸의 면역체계가 활동하기 시작합니다. 면역세포들이 힘을 합쳐 세균을 죽이든지 혈액이 간을 통과할 때 제거합니다. 그런데 인체의 면역체계가 약해져 있으면 그 역할을 제대로 하지 못해 심근경색을 일으키게 됩니다.

혈관 중에 세균이 있다는 것은 결코 좋은 일이 아닙니다. 세균이 불어나면 균혈증이 패혈증으로 진행됩니다. 패혈증이 되면 몸속의 장기가 기능 부전을 일으키거나 혈압이 급격하게 떨어져 쇼크 상태에 이르기도 합니다. 패혈증은 사망률이 40~60%나 되는 아주 무서운 병입니다.

제 친구 하나가 패혈증에 걸려 죽을 뻔한 일이 있었습니다. 그는 잇몸이 붓고 고름이 나오자 집 근처 치과에 가서 치료를 받았습니다.

그런데 그날 오후 갑자기 열이 나고 오한이 들기 시작했습니다. 나중에는 가슴까지 갑갑해져서 일어서는 것조차 힘들어졌습니다.

결국 그는 구급차를 타고 병원 응급실에 실려 갔고, 거기서 패혈증 진단을 받았습니다. 하지만 패혈증을 일으킨 균의 종류는 알 수 없었습니다. 나중에야 그가 오전에 치과 치료를 받았다는 이야기를 듣고 치료 받은 치과에 연락을 취해서 세균의 종류를 알아내 구사일생으로 살아났습니다. 세균을 죽이기 위해서는 항생제를 사용해야 하는데, 세균의 종류를 모르면 어떤 항생제를 사용해야 할지 알 수 없습니다. 패혈증의 사망률이 높은 것도 세균의 종류를 알아내는 것이 어렵기 때문이라고 합니다.

이 친구는 균혈증이 패혈증으로 발전된 전형적인 사례라고 할 수 있습니다. 패혈증에 걸리지 않기 위해서는 먼저 균혈증에 걸리지 말아야 합니다. 그런데 치주질환이 생기면 잇몸에 염증이 있기 때문에 칫솔질을 하는 것만으로도 세균이 혈액 안으로 들어가 균혈증을 일으킵니다. 그 확률이 10.8%나 된다고 하니 놀랄 만한 수치입니다. 또한 치과에서 치태를 제거하거나 치아의 오염을 제거할 때 출혈을 하면 균혈증이 발생할 수 있습니다.

균혈증을 방지하기 위해서는 충치 치료도 중요하지만, 무엇보다 치주질환을 확실히 치료해야 합니다. 물론 치주질환이 생기기 전에 예방이 중요하다는 것은 말할 필요도 없겠지요.

츠루미 대학 치과대의 하나다 노부히로 교수에게 균혈증에 관한 아주 흥미로운 이야기를 들은 적이 있습니다. 균혈증이 발병하면 혈관의 탄력이 없어진다고 합니다. 요즘은 남녀노소를 불문하고 노화방지에 관심을 갖고 있는데, 주의 깊게 들어볼 만한 내용입니다.

치주질환이 생겨 균혈증을 앓고 있는 환자에게 FMD 검사(혈관내피 기능검사)를 하면 혈관이 넓어지지 않는다고 합니다. FMD 검사란 혈압을 측정할 때 팔에 감는 압박대 같은 것을 팔의 윗부분에 감고 압력을 가하여 혈관의 확장 정도를 알아보는 것입니다.

건강한 사람의 경우, 팔에 압박대를 감고 압력을 높이면 팔의 혈류가 나빠져서 혈관 내피에서 일산화탄소가 분비되어 혈관이 넓어집니다. 그런데 치주질환으로 인하여 균혈증이 발병한 환자에게서는 그 현상이 나타나지 않았습니다. 세균의 독소로 인하여 혈관이 약해졌기 때문입니다. 하나다 교수는 이런 반응이 팔에서만 일어나는 것은 아닐 것이라고 경고하고 있습니다. 전신의 혈관이 약해져 있을 것이라는 얘기입니다.

하나다 교수는 이런 환자들의 치주질환을 치료하여 세균을 없앴습니다. 그러자 혈관의 반응도 정상으로 돌아왔습니다. 아주 간단하고 명료한 이야기입니다. 치주질환을 치료하지 않으면 혈액 중에 세균이 침투하게 되고, 세균이 혈관 속을 돌아다니게 되면 혈관은 탄력을 잃게 됩니다. 혈관이 탄력을 잃고 압력에 반응하지 못하거나 뻣뻣하게 굳어간다면 건강하게 장수를 누리는 것은 불가능한 일입니다. 우리 몸이 하나의 유기체라는 사실을 망각하고 구강관리에 소홀하면 반드시 그 대가를 치르게 될 것입니다.

치주질환 있으면 당뇨병 진행 막기 어렵다

　치주질환과 밀접한 관련을 맺고 있는 병이 당뇨병입니다. 치주질환이 있는 사람은 당뇨병에 걸리기 쉽거나 당뇨병이 진행되기 쉽습니다. 당뇨병이 있는 사람은 치주질환에 걸리기 쉽거나 치주질환이 진행되기 쉽습니다. 모두 진실입니다. 치주질환과 당뇨병은 표리일체의 관계에 있다고 할 수 있습니다. 치주질환을 당뇨병의 '6번째 합병증'이라고 하는 것도 이 때문입니다.
　당뇨병의 자각 증상 중에 갈증이 있습니다. 당뇨병에 걸리면 혈액 중에 당이 넘쳐나게 되는데, 당을 함유한 혈액은 침투압이 높기 때문에 몸속의 수분이 혈관 속으로 흘러들어가게 됩니다. 혈액 중의 수분은 불필요하다고 판단되면 즉시 배출되기 때문에 당뇨병 환자는 소변 양이 늘어납니다. 그러다 보니 체내 수분부족이 일어나게 되고 갈증을 느껴 자꾸만 물을 들이키게 됩니다. 이것은 당뇨병이 꽤 진행된 다음에 나타나는 증상입니다.

갈증이 난다는 것은 입도 건조하다는 말입니다. 입이 건조해진다는 건 침이 적어졌다는 뜻이고, 침이 적어지면 세균이 번식하기 쉽습니다. 충치균도 치주병균도 늘어난다는 뜻입니다. 당뇨병 환자가 치주질환에 걸리기 쉬운 것은 입이 건조해져서 세균이 번식하기 쉬운 환경이 되기 때문입니다.

또한 당뇨병 환자는 몸의 방어시스템, 면역체계에 장애가 생겨서 폐렴이나 신우염, 치주질환에 걸리기 쉽습니다. 면역체계 중에서도 중요한 역할을 담당하는 호중구(好中球)라는 백혈구가 있습니다. 호중구는 세균이나 바이러스가 침입해 오면 이것을 둘러싸서 먹어치우는데, 당뇨병 환자는 이 호중구의 기능이 저하됩니다. 면역체계 자체의 반응도 둔합니다.

혈액 중의 당이 늘어나면 혈류가 나빠져서 백혈구가 감염 부위로 이동하는 것도 어려워집니다. 이러한 상황이 치주질환을 일으키고 진행시키는 것입니다.

그럼 이번에는 치주질환 쪽에서 당뇨병을 검증해 보겠습니다. 치주병균은 균 자체에 있는 독소를 몸 전체에 퍼뜨립니다. 앞에서 얘기했던 것처럼, 그 독소에 대항하기 위하여 방어시스템이 활동을 시작합니다. 그중 하나가 호르몬과 비슷한 물질인 사이토카인(cytokine)을 분비하는 일입니다.

사이토카인은 각종 세포가 만들어내는 단백질로 표적 세포의 수용

체를 분리시켜 세포의 증식과 기능에 영향을 미치는 세포 간 정보 전달물질입니다. 사이토카인에는 몇 종류가 있어서 염증을 억제하기도 하고 백혈구의 증강을 촉진하기도 합니다. 그러나 과잉 분비되면 염증을 억제하는 것이 아니라 오히려 염증을 악화시킵니다. 치주질환이 생기면 사이토카인이 과잉 분비됩니다. 결국 잇몸이나 치조골에 침범해 치주질환이 진행되는 것입니다.

사이토카인은 인슐린의 활동을 둔화시킵니다. 당뇨병은 인슐린의 분비가 원활하지 않거나 인슐린은 분비되지만 그 움직임이 활발하지 않아서 문제가 되는 것인데, 사이토카인이 그나마 분비되는 인슐린의 활동을 더욱 둔하게 만드는 것입니다. 그러므로 치주질환이 당뇨병을 악화시킨다는 것입니다.

또한 치주병균의 독소는 간이나 지방세포에 작용하여 인슐린 생성을 방해하므로 치주질환이야말로 당뇨병의 큰 적입니다.

더불어 당뇨병 환자는 음식 조절이 매우 중요합니다. 섬유질이 풍부한 현미나 채소, 견과류 등을 주로 섭취해야 하는데, 이들 식품 모두 거칠고 씹기 힘든 것들입니다. 이런 식품으로 만든 음식을 천천히 씹어 먹는 것은 약보다 더 중요한 혈당 조절법입니다. 그런데 치아와 구강에 문제가 있어서 거친 음식을 제대로 씹지 못하면 식이요법에 실패하기 쉽습니다. 그렇게 되면 혈당조절이 힘들어지고, 혈당조절에 실패하면 다른 합병증을 일으킬 수 있습니다. 여러 가지 면에서 구강관리와 당뇨병은 서로 맞물려 있는 것입니다.

당뇨병 환자의 수는 지속적으로 늘어나고 있습니다. 당뇨병으로 인한 사망률이 10만 명당 18.6명(2008년 조사)입니다. 일본 평균(11.5명)보다 훨씬 높은 도쿠시마 현에서는 의사회와 치과의사회가 협력하여 치주질환과 당뇨병의 개선에 대처하고 있습니다. 아난 시에서는 혈당치가 높은 사람에게 치과 진찰을 받게 하는 '연계 진찰권'을 제공하여 치주질환을 치료하도록 지도하고 있습니다. 실제로 치과에서 치태를 제거하고 치주질환 치료를 받은 당뇨병 환자 중에는 당뇨병 수치가 좋아진 사람도 있습니다.

그렇다면 왜 유난히 도쿠시마에서 당뇨병에 의한 사망률이 높은 걸까요? 정확한 원인은 아직 밝혀지지 않았지만, 아마도 운동 부족이 아닐까 추정하고 있습니다. 도쿠시마 현은 대중교통 수단이 부족해서 자가용으로 이동하는 사람이 많다고 합니다. 주민의 평균 도보 수도 전국 평균보다 낮습니다. 그래서 도쿠시마 현에서는 운동 부족 해소와 식사 개선을 위한 주민들의 의식 개선을 위해 노력하고 있다고 합니다.

한국은 더욱 심각합니다. 한국 국민의 10%에 육박하는 사람이 당뇨병을 앓고 있다고 합니다. 당뇨병 환자의 연령이 낮아지고 있으며, 당뇨병으로 인한 사망률은 OECD 국가 중 1위, 전체 사망원인 중 4위로 증가했습니다.

당뇨병은 소리 없이 다가오기 때문에 자신이 병에 걸렸는지조차 모르는 사람이 많습니다. 특히 방심하기 쉬운 30~40대 성인 2~3명 중 1명이 당뇨병을 앓고 있다고 합니다. 당뇨병은 수명을 단축시키고 장애를 초래하며 엄청난 치료비용을 수반합니다. 치주질환을 예방하고 치료하는 것만으로도 당뇨병의 발병 가능성을 낮출 수 있다는 것을 기억하고, 더욱 관심을 기울이시기 바랍니다.

내장비만이 치주질환 부른다

비만도 지수질환과 관계가 있습니다. 살이 찐 사람은 치주질환에 걸리기 쉽다는 데이터가 있습니다. 2005년 일본전염병학회에서 발표된 이 자료는 당뇨병이 없는 사람의 비만도와 치주질환의 관계를 보여주고 있습니다.

오사카 부립 간호대학 종합재활의학부의 요시다 유키에 교수 팀은 오사카 사업소에서 근무하는 20~59세의 건강한 남성 1,471명을 조사했습니다. 당뇨병 환자는 처음부터 제외시켰습니다.

비만도는 국제적인 평가인 BMI(체질량지수, 몸무게를 키의 제곱으로 나눈 값)을 이용하여, 그 수치가 25 이상인 사람을 비만, 18.5 미만인 사람을 저체중, 그 사이의 18.5 이상 25 미만의 사람을 보통 체중이라고 기준을 정했습니다. 그리고는 각각 설정된 그룹별로 침을 조사하여 치주질환 검사를 진행했습니다.

그 결과, 비만이라고 판정받은 389명 중 16.8%가 치주질환에 걸려 있다는 사실을 밝혀냈습니다. 보통 체중 그룹은 1,033명 중 11.5%, 저체중 그룹은 49명 가운데 8.2%가 치주질환 진단을 받았습니다. 즉, 비만인은 보통 체중 그룹보다 치주질환에 걸릴 확률이 1.55배 높다는 결론입니다. 연령과 흡연 상황에 따른 영향을 고려해도 비만인 그룹이 치주질환에 걸릴 확률은 1.49배였습니다.

연령별로는 연령이 높아짐에 따라 비만인 그룹이 치주질환에 걸릴 확률이 높아지는 경향을 보였습니다. 살이 쪘다는 것만으로 치주질환에 걸리기 쉽다는 사실이 밝혀진 것입니다.

한국에서도 이 같은 연구에 관심을 갖는 사람이 하나둘 생겨나고 있습니다. 경희대학교 치의학전문대학원 신승일 교수는 경희대병원 치주과 내원 환자 260명을 대상으로 검사해 남성보다 여성이 치주질환에 더 취약하며, 비만지표(BMI, 허리둘레, WHR-복부지방률)와 치주질환 사이에 통계학적으로 유의미한 차이를 보였다고 밝혔습니다.

특히 흡연과 당뇨의 효과를 배제할 경우, 복부비만인 여성일수록 중증 치주질환의 위험도가 2.78배 증가하는 것으로 조사됐다고 합니다. 이는 당뇨병 2배, 뇌졸중 2.11배에 비해서도 높은 수치여서, 여성들이 치주질환 예방에 각별한 주의가 필요하다는 사실을 시사하고 있습니다(경향신문 2014년 3월 27일 기사 참고).

대체 비만과 치주질환은 어떤 상관관계가 있는 걸까요?

비만 중에서도 특히 문제가 되는 것이 내장비만입니다. 내장비만이라고 하면 내장 전체에 잔뜩 지방이 붙어 있을 것 같지만, 실제로는 내장을 몸속에 고정하는 역할을 하는 장간막(腸間膜)이라는 곳에 지방이 붙은 것을 말합니다. 이 장간막에 축적된 지방은 간으로 흘러들어가기 쉬워서 고지혈증, 당뇨병 등을 일으킵니다.

내장지방으로 축적된 지방은 몸에 유해한 TNF-a라고 하는 물질을 내보내는데, 바로 이 물질이 염증을 촉진합니다. 한마디로 말하자면, 염증이란 세균이 몸의 방어시스템과 싸우고 있다는 표시입니다. 즉 치주병균이 침입하면 방어시스템이 작동하여 염증을 일으키고, 성공적으로 세균을 물리치면 염증은 없어십니다.

그런데 살이 찐 상태라면 내장지방에 축적된 지방에서 내보내는 TNF-a가 염증을 촉진해서 사태를 악화시킵니다. 원래 치주병균으로 인해 염증이 생기는 것인데, 여기에 소방차 지원군이 아니라 오히려 불에 기름을 들이붓는 꼴이 됩니다. 이 때문에 비만이 치주질환을 일으키고 악화시키는 것입니다.

환자가 이런 상태라면 당연히 면역력도 떨어져 있어서 감기에 걸리기 쉽고, 일단 걸리면 좀처럼 낫지 않습니다. 감기 정도라면 그나마 괜찮지만, 면역력이 떨어지면 암 같은 중대한 문제를 일으킬 수 있으니 주의해야 합니다. 무엇보다 치주질환의 치료와 함께 내장비만의 해소가 급선무라고 하겠습니다.

메타볼릭 도미노 쓰러뜨리는 치주질환

치주질환이 진행되면 몸속에 치주병균이 퍼지게 됩니다. 치주병균은 그 자체에 독소가 있어서 스치는 것만으로도 염증을 일으킵니다. 앞에서도 얘기한 것처럼, 염증이 일어나는 것은 방어시스템이 세균과 싸우고 있다는 증거입니다.

치주병균이 몸속에 있는 동안 이 싸움은 계속됩니다. 처음에는 이와 잇몸 사이의 국지전이지만, 이 단계에서 치주질환을 이기지 못하면 싸움은 몸 전체로 퍼져 나갑니다.

메타볼릭 신드롬(Metabolic Syndrome, 대사증후군)이라는 말이 제법 사용되고 있지만, 이것이 얼마나 무서운지 실감하는 사람은 별로 없는 것 같습니다. 게이오기쥬쿠 대학 의과대의 이토 유타카 교수가 제안한 '메타볼릭 도미노'는 메타볼릭 신드롬의 병적 상태를 도미노 쓰러뜨리기에 빗대서 설명한 것입니다.

이 도미노 쓰러뜨리기에는 상류(발단)와 하류(끝)가 있습니다. 상류 지역에는 과식이나 운동 부족처럼 대부분의 사람이 가지고 있는 나쁜 생활습관이 있습니다. 바로 비만의 주범이죠. 비만을 그대로 방치한 채 과식, 운동 부족 같은 상태가 지속되고 여기에 스트레스까지 합세하면 인슐린 저항성이라는 도미노가 세워집니다. 인슐린 저항성이란 인슐린은 분비되지만 그 활동성이 약한 상태로, 인슐린 자체의 움직임을 저해하는 물질이 있다는 뜻입니다. 이것이 결국 당뇨병의 발병으로 이어집니다.

다음으로 고혈압, 식후 고혈당, 고지혈증이라는 도미노가 등장합니다. 이 단계에서는 아직 자각 증상이 거의 없습니다. 건강검진에서 초기에 지적을 받아 개선한다면 좋겠지만, 아무런 통증도 없고 특별한 증상도 없으니 심각하게 생각하는 사람도 적습니다.

중류 지역에는 당뇨병, 동맥경화 같은 도미노가 세워집니다.

그리고 하류 지역에 가면 신장병, 망막염, 신경증, ASO(폐쇄성 동맥경화증), 뇌혈관장애, 허혈성 심장질환 등의 병이 줄지어 서고, 제일 마지막에는 투석, 실명, ED(발기부전), 하지절단, 뇌졸중, 치매, 심부전 등이 기다리고 있습니다. 여기까지 오면 이제 되돌릴 수 없게 됩니다.

가능하면 상류 지역에서 식생활의 개선, 운동 부족의 해소 등 생활습관을 개선할 필요가 있습니다.

메타볼릭 신드롬이 무서운 것은 고혈압이라는 하나의 병만이 아니라

고지혈증, 당뇨병 등이 겹치기 때문입니다. 비록 각각은 가벼운 상태라고 해도 이 병들이 함께 오면 증상은 점점 심해질 수밖에 없습니다.

치주질환도 상류 지역의 가벼운 병 중 하나인 것이 밝혀졌습니다. 치주병균의 독소가 당뇨병을 악화시키고, 동맥경화를 일으키는 혈관에 들러붙는다는 사실은 앞에서도 얘기했으니 다시 한 번 되새겨보시기 바랍니다.

메타볼릭 도미노를 쓰러뜨리지 않기 위해서도 치주질환이 아직 가벼운 상태일 때 치료받는 것이 중요합니다.

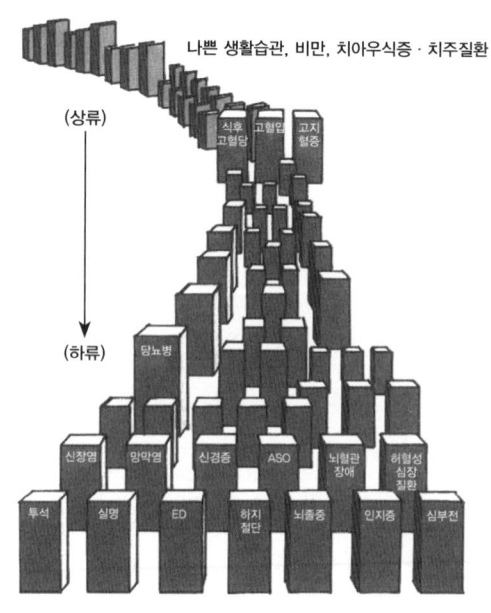

나쁜 생활습관이 방아쇠가 되어 여러 가지 병을 일으키는 '메타볼릭 도미노'

칫솔질 횟수 적으면 암 발생 가능성 높다

2009년 일본암학회에서 아이치 암센터 선임역학 에빙부의 미츠오 게이타로 실장이 칫솔질 횟수와 암의 상관관계를 발표한 바 있습니다. 마츠오 실장 팀은 과거에도 치아가 많을수록 두경부(頭頸部)암과 식도암에 걸릴 위험이 적다는 보고를 한 바 있습니다. 두경부암이란 쇄골보다 상부에 발생하는 암 중에서 갑상샘을 제외한 모든 암을 말하는데, 구강암, 인두암, 후두암 등이 여기에 속합니다.

이 조사에 의하면, 21개 이상의 치아를 가진 사람을 기준으로 볼 때, 치아가 전혀 없는 사람은 두경부암과 식도암에 걸릴 위험이 3배나 높았습니다. 마츠오 실장 팀은 그때의 연구를 더욱 발전시켜 칫솔질 횟수와 암의 상관관계에 주목했습니다.

연구팀은 아이치 암센터 데이터베이스에 등록된 856명의 두경부암·식도암 환자와 2,696명의 일반인(암이 아닌)의 칫솔질 횟수를 조사해 보았습니다. 칫솔질을 1일 1회 하는 사람을 기준으로, 1일 2회 이상 하는 사람은 두경부·식도암에 걸릴 위험이 20% 정도 낮았습니다. 반대로 하루에 한 번도 칫솔질을 하지 않는 사람은 70%나 높았습니다.

충치균과 암과의 상관관계를 밝히는 연구는 꾸준히 진행되고 있습니다. 스웨덴 카롤린스카 연구소 치의학부 연구팀은 오랫동안 이 같은 연구를 계속해 온 것으로 유명한데요, 최근에는 칫솔질을 소홀히 하면 조기 사망의 위험성이 80%나 높아질 수 있다고 발표해 학계의 주목을 받았습니다. 이 연구팀은 1985년 이래 스톡홀름에 거주하고 있는 성인 1,390명을 무작위로 선발해 24년 동안 추적 조사를 실시했습니다. 지난 2009년까지 이들 중 58명이 사망했는데, 이들 사망자의 사망원인 중 35%가 암인 것으로 집계되었다고 합니다.

사망자들의 초기 치태(플라크) 지수는 0.84~0.93%로 치아와 잇몸 표면 대부분이 치태로 뒤덮여 있었습니다. 반면 생존자들의 치태 수치는 0.66~0.67% 정도로 부분적으로만 치태가 있었다고 합니다.

충치균은 평소 입안에 살다가 치주질환 등으로 입안에 상처가 생기면 혈관을 타고 들어가 전신에 염증을 불러일으키고 심장까지 흘러들어갑니다. 잘 알려져 있는 것처럼, 암은 염증에서 시작됩니다. 그 염증은 입안에서 시작되는 경우가 많으며, 입안에서 생긴 염증이 온몸을 돌아다니며 건강을 위협합니다.

미국 암학회에서도 치아 상실과 치주질환이 여러 종류의 암에 영향을 준다는 보고가 있습니다.

2012년 10월, 브라운 대학 연구팀은 소화기학회저널인 〈거트(Gut)〉를 통해 입안에 존재하는 세균이 췌장암 발병 위험을 높인다는 연구결과를 발표해 구강건강과 전신건강에 관한 유의미한 자료를 보고하였습니다. 연구팀이 800명의 성인을 대상으로 조사한 결과, 치주질환과 구취를 유발하는 대표적인 감염성 치주병균인 포르피로모나스 진지발리스균(Porphyromonas gingivalis)에 대한 항체 비율이 정상치보다 높은 사람은 췌장암이 발병할 위험이 일반인에 비해 2배가량 높은 것으로 나타났습니다. 항체는 해당 균에 감염되어있을 때 생기는 것입니다.

반면 인체에 무해한 구강 세균의 항체 비율이 감염성 포르피로모나스 진지발리스균 같은 치주병균의 항체 비율보다 높으면 췌장암이 발병할 위험이 45% 낮은 것으로 나타났습니다.

충치균, 치주병균 등의 생태를 연구하는 츠루미 대학의 하나다 교수는 "음식에 포함되어 있는 초산(硝酸)이 입안의 세균에 의해 발암물질인 니코로소아민으로 변화되기 때문"일 것이라고 말합니다. 최소한 칫솔질이 입안에 있는 다수의 세균을 감소시키는 것만은 확실합니다.

인플루엔자도 입안을 청결히 관리하면 감염률이 낮아집니다. 실제로 칫솔질 등 구강관리를 확실히 하는 노인요양시설에서는 인플루엔자의 감염률이 낮다고 합니다. 인플루엔자에는 타미플루라는 항 인플루엔자 약이 사용되고 있는데, 타미플루는 숙주세포로 증식한 인플루엔자 바이러스가 몸 밖으로 나오지 못하도록 막습니다. 그러나 입안의 세균이 내뿜는 효소가 타미플루의 활동을 방해한다는 사실이 밝혀졌습니다. 즉, 칫솔질을 게을리 해서 입안에 세균이 많으면 인플루엔자 바이러스가 점점 퍼지도록 내버려두는 꼴이 되는 것입니다. 따라서 입안의 세균만 제거한다면 인플루엔자 바이러스의 활동을 약화시켜 확산을 막을 수 있습니다.

위궤양과 십이지장궤양의 원인으로 알려진 헬리코박터균은 상하수도의 시설이 정비되지 않은 개발도상국에서 많이 발견됩니다. 일본에서도 전후 아직 수도가 제대로 관리되지 않았던 시대에 자란 세대의 대부분이 헬리코박터균을 가지고 있습니다. 헬리코박터균은 음식이나 식수로 감염된다고 알려져 있긴 하지만, 아직까지는 감염경로가 확실하지 않습니다.

이 헬리코박터균이 치아와 잇몸 사이에 끼어 있는 플라크에 서식한다는 데이터도 있습니다. 위나 십이지장에서 헬리코박터균을 제거했음에도 불구하고 다시 감염이 되는 것은 입안에 원인이 있기 때문이라는 얘기입니다. 위암의 원인 중 하나로 헬리코박터균을 꼽기도 하는데, 이 또한 입안의 세균과 관련이 있습니다.

치주질환이 있으면 전체 암 발생률이 14%나 높아진다고 합니다. 특히 췌장암과 신장암, 폐암 위험이 커지는데, 췌장암의 위험성을

1.64배 증가시킨다는 데이터도 있습니다. 암을 예방하기 위해서는 무엇보다 치주질환을 확실하게 치료받는 것이 중요합니다. 더불어 남성은 흡연을 할 때 치주질환 위험이 약 3.4배 높아지고, 여성은 복부비만이 있을 때 치주질환 발병률이 약 2.8배 올라가는 것으로 조사되고 있습니다. 구강건강 관리와 함께 비만, 흡연 관리만 잘해도 암을 어느 정도 예방할 수 있다는 얘기입니다.

치주질환 있는 임산부 조산과 저체중아 출산 7배

치주질환은 여성의 임신과도 관련이 깊습니다. 홋카이도 의료대학 치과대 치과보존학의 후루이치 야스시 교수에 의하면, 치주질환이 있는 임산부는 치주질환이 없는 임산부에 비해 조산 가능성이 5배 정도 높다고 합니다.

임산부 114명을 대상으로 잇몸 상태가 나쁜 그룹(28명)과 좋은 그룹(86명)으로 나누어 출산 상황을 조사해 보았더니, 진통이 예정보다 빨리 오거나 자궁근 수축이 출산 예정일보다 빨라 조산을 한 사람이 42명이었습니다.

임신 37주 미만의 조산은 21명으로, 그중 잇몸의 상태가 좋았던 사람이 8명, 잇몸의 상태가 나빴던 사람은 13명이었습니다. 잇몸 상태가 나쁜 사람 중에 조산을 한 사람은 46.4%로 약 절반에 해당합니다. 잇몸 상태가 나쁜 임산부가 조산을 할 위험성은 잇몸 상태가 좋은 임산부와 비교하면 약 5배나 높은 셈입니다.

   미국 노스캐롤라이나 치과대학 연구팀은 "미국에서 임신부의 치주질환 때문에 매년 4,500만 명의 조산아가 태어난다"고 보고해서 충격을 준 바 있습니다. 이는 미국의 연간 전체 조산아의 18%에 해당하는 숫자로, 치주질환의 심각성을 단적으로 설명해 주는 연구결과라 할 수 있습니다.

   그 외에도 치주질환과 임신·임신의 유지의 상관관계를 밝히는 연구는 많습니다. 치주질환이 있는 임신부는 치주질환이 없는 건강한 임신부에 비해 조산 가능성 4배, 저체중아 출산율이 약 2배 정도 증가한다는 연구도 있고, 치주질환을 앓는 임산부가 조산과 저체중아 출산을 할 위험성은 건강한 산모의 7배라는 집계도 있습니다. 몇 년 전 영국에서는 임신 39주째에 조산한 태아의 사망 원인이 임신부의 치주질환에 있었다는 보도를 통해 구강건강의 중요성에 대한 경각심을 일깨우기도 했습니다.

   이처럼 치주질환이 임신과 관련된 문제를 일으키는 것은 치주질환 원인균 및 이로 인한 염증물질이 온몸의 혈관을 타고 흐르다가 양막에서 염증을 일으켜 태반의 수축을 유발하기 때문입니다.

   그 외에 치주질환에 의해 몸속에서 분비되는 사이토카인도 문제가 됩니다. 앞에서도 얘기한 것처럼, 치주질환으로 잇몸에 염증이 생기면 몸의 방어시스템에서 사이토카인이 많이 분비됩니다. 후루이치 교수 팀의 연구에 의하면, 치주질환을 앓는 임산부의 혈액 중 사이토카인의 농도는 일반 임산부에 비해 5~6배나 높다고 합니다.

보통은 임산부의 몸에서 사이토카인 농도가 상승하면, 뇌는 그것을 출산의 신호라고 판단합니다. 문제는 치주질환에 의하여 일어난 사이토카인 농도 상승을 '출산의 신호'로 잘못 판단하여 자궁근의 수축이 일어나는 것입니다. 조산으로 태어난 갓난아기들이 대체로 임신기간에 맞는 발육 상태인 것으로 보아, 아기 쪽의 발육부진이 문제가 된 것은 아닌 것으로 보고 있습니다.

후루이치 교수 팀은 치주질환이 있는 임산부에게 칫솔질 지도 등을 실시하여 조산율 낮추기를 시도하고 있다고 합니다. 칠레에서도 임산부 400명을 대상으로 치주질환을 치료하여 조산과 저체중아 출산의 확률을 5분의 1로 낮추었다는 보고가 있습니다.

치주질환은 조산이나 저체중아 출산 같이 비정상적인 출산 외에도 임신중독증 같은 질병의 발생 위험을 높일 수 있습니다. 임신 중 호르몬의 분비, 침 성분의 변화, 잦은 식사 등이 영향을 미칠 수 있으며, 입덧으로 인한 구토 이후 칫솔질이 잘 이루어지지 않으면 충치나 임신성 치은염(임신 중 잇몸에 발생한 염증)이 발생할 수 있습니다.

한편 치주질환은 임신지연에도 직접적인 영향을 미친다는 연구결과가 나왔습니다. 2011년 7월, 서호주 대학 연구팀이 3,416명의 젊은 주부를 상대로 실시한 역학조사에서 이 같은 사실을 밝혀냈습니다. 연구팀은 흡연과 체중 등의 요인을 감안하고도, 건강한 치아를 지닌 임신부는 임신까지 걸린 기간이 평균 5개월, 반면에 치주질환을 앓는 임신부의 경우 평균 7개월이 걸렸다고 설명했습니다. 이는 치주질환이 임신을 평균 2개월 정도 지연시킨다는 기존의 연구결과는 검증한 것이라고 할 수 있습니다. 그 원인에 대해서는 아직 의견이 분분한데, 현재로서는 구강 세균 때문에 발생한 염증이 영향을 미치고 있을 것으로 추정하고 있습니다.

한국건강증진재단에 따르면 한국의 가임기 여성 10명 중 9명이 최소 하나 이상의 우식 경험 치아를 가지고 있으며 2명 중 1명은 치주질환의 원인 중 하나인 치태를 제거할 필요가 있는 것으로 파악되었습니다. 특히 건강검진 진료율이 약 30%인데 비해 구강검진율은 약 20%에 그쳐 구강건강의 중요성에 대해 다시 한 번 환기가 필요한 상황입니다(이데일리 2013년 10월 10일 기사 참고). 임신을 계획하고 있다면 치과 검진을 받고 충치나 치주질환 등을 미리 치료받는 것이 좋습니다.

임신 중 치과 치료

임신과 더불어 여성의 몸은 큰 변화를 겪게 됩니다. 임신 중에는 호르몬 변화로 인해 몸의 면역기능이 약해지고 잇몸 벽이 얇아집니다. 이로 인해 적은 양의 치태(플라크)만으로도 평소보다 쉽게 염증이 생깁니다. 입덧으로 인한 치아 부식, 임신 중 체온 상승으로 인한 입안 세균 증가 등 다양한 원인이 작용합니다. 임산부들은 임신성 치주염을 경험합니다. 임신 중에는 치통이 있어도 치과에 가기가 조심스럽지만 임신 3개월 이후에는 치료를 받아도 태아에 위험이 없으므로 치료를 미루지 말아야 합니다(파이낸셜뉴스 2013년 4월 15일 기사 참고).

임신 초기 간단한 치과 치료와 응급치료만 받습니다.
임신 중기 가벼운 치관부 치태 제거, 치면 연마 등이 가능합니다.
임신 말기 응급치료만 받습니다.

사춘기에서 폐경기까지, 여자라서 더 위험한 치주질환

성호르몬은 잇몸 혈관을 확장시키고 치주 세균의 성장과 증식을 촉진하는 기능을 합니다. 사춘기에는 에스트로겐이나 프로게스테론 같은 성호르몬이 분비되는데요, 이 때문에 치주질환이 생기기 쉽습니다. 음식물 찌꺼기와 치태 등의 자극에 잇몸이 더 민감하게 반응해서 붓거나 염증이 생기는 것이죠.

여성은 생리 때마다 호르몬 영향을 받아 남성보다 치주질환 증상이 심하게 나타납니다. 월경 전 증후군의 하나로 치주질환이 생기는 경우도 있고, 침샘이 붓거나 구취가 심해지는 사람도 있습니다. 난소에서 분비되는 황체 호르몬이 체내 황화합물을 증가시키기 때문입니다.

임신 중일 때는 에스트로겐과 프로게스테론 같은 호르몬 분비가 급격히 증가합니다. 이런 호르몬 변화 때문에 입안이 산성으로 변하고 구강 내 세균 수가 갑자기 늘어나 잇몸 또한 민감해집니다. 잇몸이 말랑말랑해지고 붓는 것이 가장 흔한 증상입니다.

임산부 치주질환은 임신 2~3개월 무렵에 염증이 나타나 8개월까지 지속되다가 9개월 이후 점차 완화됩니다. 흔히 임신성 치은염이라고 하는데, 임신부의 30~60%가 경험하게 됩니다.

하지만 흔한 질병이라고 해서 방심하고 제대로 관리하지 않으면 임신 말기에 임신성 종양으로 진행될 수 있어 주의가 필요합니다. 임신성 종양이란 아주 심한 염증 상태를 가리킵니다. 그 자체가 위험한 것은 아니지만 임신 중에는 치료를 자유롭게 할 수 없기 때문에 엄마와 아기 모두에게 해가 될 수 있습니다.

폐경기를 전후하여 여성의 몸은 또 한 번 변화를 맞이합니다. 이때도 잇몸은 위험에 노출됩니다. 호르몬 변화로 인해 입안 점막의 두께가 얇아집니다. 또 구강 내에서 자정작용을 하는 침이 제대로 분비되지 않으면서 건조해지는데, 침 분비량이 부족하면 입안은 세균의 공격에 더욱 취약해집니다. 하지만 갱년기 치료제에 사용되는 호르몬제는 잇몸에 오히려 해로울 수 있습니다.

폐경기 여성들을 고통스럽게 하는 또 다른 질병은 골다공증입니다. 골다공증이 심해지면 치조골도 약해지는데, 이가 단단하게 뿌리를 박고 있어야 하는 치조골이 약해지면 이가 흔들리게 되고 심해지면 빼야 하는 경우도 생깁니다.

미국 버팔로 대학 연구팀은 〈치주병학저널(Journal of Periodontology)〉을 통해 조금 다른 관점의 논문을 발표했습니다. 폐경 이후 여성들의 치주질환이 골다공증 발병 위험을 30% 이상 높인다는 것입니다. 진지발리스, 포르시텐시스, 인터메디아, 렉투스 등 치주질환을 유발하는 것으로 알려진 4가지 세균이 치주질환을 일으킬 뿐 아니라 뼈 손실과도 상관관계가 높다는 설명입니다.

어금니 없는 사람은 영양부족 3배 높다

치아가 빠지거나 통증이 오면 일단 먹는 일이 곤란해집니다. 물론 "이가 없으면 잇몸으로 산다"는 속담이 있긴 하지만 치아 없이 먹을 수 있는 음식은 대부분 탄수화물 식품입니다. 정확하게 말하자면 당질이지요. 쌀이나 빵, 면류 등을 탄수화물이라고 하는데, 탄수화물에서 식이섬유를 뺀 것을 당질이라고 합니다. 이런 식품들은 부드러워서 열심히 씹을 필요가 없습니다. 고구마와 감자, 호박 등에도 당질이 많습니다. 이런 재료들로 만든 음식은 잇몸으로도 씹어 먹을 수 있습니다.

그런데 현미나 우엉처럼 섬유질이 많은 식품은 어떨까요? 아무리 부드럽게 조리를 한다고 해도, 이런 재료로 만든 음식은 치아 없이 잇몸으로만 먹기 어렵습니다.

지방은 섭취하기 어렵지 않습니다. 소고기에 붙어 있는 지방은 부드러워서 먹기 쉽습니다. 돼지고기나 닭고기의 지방도 크게 힘들이지 않아도 먹을 수 있습니다.

문제는 단백질입니다. 그나마 씹지 않아도 먹을 수 있는 두부에는 단백질이 많지만, 끼내때마다 두부만 먹을 수는 없는 노릇입니다. 게다가 두부의 단백질 함량이 월등하게 높은 것도 아닙니다. 고기, 생선 이외에 단백질이 많은 식품을 꼽아보자면, 마른 오징어, 마른 새우, 육포 등이 있습니다. 대부분 잘 씹어야 먹을 수 있는 식품들이고, 끼니때마다 먹을 수 있는 것들도 아닙니다. 역시 단백질을 섭취하기 위해서는 고기나 생선을 먹어야 하는데, 그러기 위해서는 치아가 튼튼해야 합니다.

치아가 약해지면 중요한 영양소인 단백질이 부족해집니다. 단백질이 부족해지면 병에 대한 저항력도 약해져서 쉽게 감기에 걸리고, 일단 병이 생기면 회복하기도 힘듭니다. 단백질은 우리들의 몸을 유지하기 위해 꼭 필요한 영양소입니다. 물론 탄수화물 식품에도 약간의 단백질이 함유되어 있습니다. 하지만 우리 몸이 원하는 충분한 양을 섭취할 수는 없습니다.

치아를 사용하지 않고 영양을 얻을 수 있는 방법도 있습니다. 주사나 영양제 같은 것 말입니다. 하지만 먹는 일은 살아가는 일입니다. 처음에 얘기한 것처럼, 내 입으로 음식을 씹어 먹어야 삶의 의욕과 즐거움을 찾을 수 있습니다. 치아가 없으면 먹는 행복은 물론, 삶의 의욕도 느낄 수 없습니다.

일본 후생노동성 연구팀이 도쿄 도와 야마나시, 후쿠오카 등 일곱 개의 현에서 자택 간호를 받고 있는 고령자 700여 명의 영양 상태, 체중 변화, 치아 상태를 조사했습니다. 그 결과, 식사의 양이 적고 체중이 줄어든 '영양 부족 상태'라고 판정된 사람이 13%, '이후 영양 부족 상태가 될 위험이 있다'고 판정된 사람이 52%였습니다. 이 수치를 합치면 집에서 간호를 받고 있는 고령자 중 총 65%가 영양 부족 상태라는 이야기가 됩니다.

연구팀은 영양 상태와 어금니의 상관관계를 조사하기 위하여 어금니가 있는 사람과 없는 사람도 비교해 보았습니다. 예상은 했지만, 어금니가 없는 사람의 영양 부족 경향은 어금니가 있는 사람의 3배나 되었습니다.

예를 들어 도쿄에 사는 79세 남성의 경우, 치주질환으로 10여 년 전부터 서서히 치아가 빠지기 시작하여 조사 단계에서는 앞니가 3개밖에 남지 않았습니다. 치아가 빠지자 먹는 것도 힘들어져서 68킬로그램 정도 나가던 체중이 3년간 14킬로그램이나 빠졌습니다.

생선살을 발라내거나 고기를 잘게 써는 등 부인이 나름 신경을 썼으나 먹는 양은 줄어들기만 했습니다. 원래 스테이크나 초밥을 좋아해서 이전에는 자주 외식을 했지만, 치아가 빠지면서 외식을 하러 갈 일이 없어지자 외출의 기회도 점점 줄어들었습니다. 그는 틀니를 했지만 입에 잘 맞지 않아 불편해 했다고 합니다.

후생노동성 연구팀의 기쿠타니 다케시 일본치과대학 교수는 "집에서 생활하는 고령자에게 영양 부족의 위험성이 높고, 대부분 치아 교합이 나쁘다는 사실이 밝혀졌다. 식사의 양과 체중의 변화를 체크하는 것도 중요하지만 치아 치료를 받는 것이 필요하다"라고 얘기합니다.

영양 부족 상태가 되면 병에 대항하는 면역력이 떨어져 폐렴 등에 감염되기 쉽습니다. 고령자의 사망 원인 1위가 폐렴인 것은 잘 알려져 있는 사실입니다. 또한 영양 부족 상태가 되면 당연히 운동기능도 저하됩니다. 이 모든 배경에 치아 문제가 있다는 사실을 유념하시기 바랍니다.

제3장

치아우식증과 치주질환, 어떻게 막을까

아이의 충치균은 엄마에게 감염된 것

치아우식증이나 치주질환이 세균에 의한 감염 증상이라는 것은 전문가들 사이에서는 상식입니다. 감염이란 감기나 인플루엔자, 결핵 등과 같이 세균이나 바이러스가 옮겨짐으로써 생기는 병을 말합니다.

대부분의 사람들은 단것을 많이 섭취하거나 칫솔질 방법이 잘못되어 치아우식증이나 치주질환 생긴다고 생각합니다. 물론 치아우식증을 일으키는 원인의 하나로 설탕을 꼽을 수 있습니다. 칫솔질을 바르게 하는 사람에게 치주질환이 적은 것도 사실입니다. 그러나 설탕이나 칫솔질 부족이 치아우식증이나 치주질환의 직접적인 원인은 아닙니다.

먼저 치아우식증부터 알아보겠습니다. 막 태어난 아기에게는 치아가 없으므로 치아가 썩을 걱정도 없습니다. 그러나 치아가 나기 시작하면 우식될 가능성이 생기게 됩니다. 그렇다면 충치균은 대체 어디에서 오는 것일까요?

1994년 스웨덴에서 실시한 실험을 하나 살펴보겠습니다. 일단 출산한 지 얼마 안 된 여성들을 두 그룹으로 나누었습니다. 한 그룹의 여성들은 치과위생사에게 완벽하게 치아 오염을 제거한 다음 영양지도를 받았고, 한 그룹은 특별한 처치나 지도를 하지 않았습니다. 그리고 7년 후, 각각의 그룹에서 7세가 된 아이들의 치아를 조사해 보았습니다.

그 결과, 어머니의 치아를 철저히 관리한 그룹에서 치아우식증이 생긴 아이는 아무것도 하지 않은 그룹의 반밖에 되지 않았습니다. 어머니의 치아를 깨끗이 하는 것만으로 아이의 치아우식증도 막을 수 있다는 말이 됩니다.

출산 직후 여성의 입안에는 치아우식의 원인이 되는 충치균이 이상 번식하는 일이 많습니다. 치아를 상하게 만드는 세균은 뮤탄스 연쇄구균(이 책에서는 뮤탄스 연쇄구균을 충치균으로 표기하고 있습니다)이라고 하는데, 이 균이 없으면 충치는 생기지 않습니다.

충치균이 이상 번식하는 원인으로는 불규칙한 식사를 꼽을 수 있습니다. 임신 중에는 입덧으로 인하여 먹을 수 있을 때 먹어두어야 한다는 생각에 식사시간이 불규칙해지게 마련입니다. 또한 태아의 성장과 함께 위나 장이 압박을 받기 때문에 식사량도 달라지고 섭취하는 음식도 평소와는 다른 경우가 많습니다.

출산 후에도 모유를 생산해야 한다는 생각에 빈번하게 간식을 먹게 되는데, 간식으로 단것을 먹으면 충치균이 늘어나는 것은 당연한 일입니다. 결국 이런 상황들이 엄마의 입안에 충치균을 번식시키는 것입니다.

아기가 이유식을 시작하면 엄마는 입술에 숟가락을 대서 온도를 확인하기도 하고, 엄마의 치아로 아기가 먹기 좋은 크기로 자르기도 합니다. 이런 무의식적인 행동들이 아기의 입에 충치균을 옮기는 것입니다.

핀란드 투르크 대학 치의학연구소 에바 소더링 박사는 아이들이 가지고 있는 뮤탄스균의 80~90%가 엄마로부터 전염된 것이라고 주장합니다. 소더링 박사는 아기의 고무젖꼭지가 막혔을 때 엄마가 입으로 빨아서 뚫어주는 일, 이유식 간을 보거나 온도를 입술로 확인하는 일, 엄마랑 아이가 물컵을 함께 사용하는 일, 아이에게 먹일 음식을 입으로 쪼개는 일 등을 금하라고 경고합니다. 심지어 아기 숟가락 가까이 입을 대고 후후 불어 음식을 식히는 일조차 뮤탄스균을 옮길 수 있다고 하니 조심할 일이 한두 가지가 아닙니다.

엄마만이 아닙니다. 아빠, 할아버지, 할머니 등 모든 보육자의 입에서 충치균이 감염될 수 있습니다. 대부분의 어린이는 생후 19~33개월에 충치균에 감염되는데, 감염 시기를 늦출수록 충치는 감소합니다. 따라서 아이들이 타인의 침에 노출되지 않도록 주의하는 것이 좋습니다. 타인이 먹던 음식은 침에 오염되었을 가능성이 높기 때문에 금하는 것이 좋으며, 부모가 먹던 숟가락으로 아이에게 먹이지 말아야 합니다. 또한 아이의 입에 직접 입을 맞추는 것도 피하는 것이 좋습니다.

음식 섭취 후 약 30분간 입안은 충치가 생기기 쉬운 환경이 됩니다. 어떤 음식을 얼마나 먹느냐보다 얼마나 자주 먹느냐가 치아관리에는 중요하다는 이야기입니다. 어린이들에게 간식을 줄 때는 이런 점을 감안하는 것이 좋습니다.

또한 간식은 바로 녹아 없어지지 않고 치아에 붙어 있는 시간이 긴 것일수록 좋지 않습니다. 주스 같은 음료수는 마시고 나면 이내 입안에서 사라지지만 스낵류의 과자는 치아 사이에 부스러기가 끼거나 침과 섞여 치아에 들러붙어 지속적으로 치아 손상을 유발할 수 있습니다. 때문에 음식을 먹은 뒤에는 바로 칫솔질을 하는 것이 좋고, 그게 어렵다면 물로라도 입안을 헹궈내야 합니다.

잠을 자는 동안에는 침 분비가 현저하게 줄어듭니다. 때문에 입안에 음식물이 남아 있는 경우 충치가 생기기 쉽습니다. 따라서 잠자리에 들기 전에는 반드시 칫솔질을 해야 하며, 칫솔질을 한 뒤에는 요구르트나 주스, 우유 등도 삼가야 합니다. 특히 어린아이가 우유병을 물고 잠들지 않도록 주의를 기울여야 합니다.

최소한 이제 막 출산을 한 엄마의 입안은 청결하게 유지해야 합니다. 그래야 갓난아기의 입안에 충치균을 옮기지 않을 테니까요. 아이의 유치가 나오기 전부터 잇몸을 젖은 거즈로 닦아서 청결하게 관리해주고 유치가 나오면 하루 2회 이상 칫솔질을 해주는 것이 좋습니다.

자일리톨의 충치 예방 효과는 어느 정도?

　자일리톨에 대한 연구가 시작된 것은 1800년대 말 독일과 프랑스에서였습니다. 그러나 당시에는 자일리톨의 생리적인 기능이나 의학적·영양학적 가치를 몰랐습니다. 1950년대, 미국의 오스카 토우스터 박사가 자일리톨이 인체 대사 과정의 중간 매개물에 포함된다는 것을 발견한 이후 자일리톨에 대한 새로운 연구와 생화학적인 정보가 쏟아졌습니다. 하지만 이때까지만 해도 자일리톨은 너무 비싸서 실험실에서만 소량으로 사용할 수 있는 물질이었습니다.
　자일리톨이 경제적 효용성을 드러낸 것은 1960년대 이후의 일입니다. 핀란드의 설탕회사가 자일로즈로부터 자일리톨을 분리해 내는 일련의 연구를 통해 자일리톨 공정과정을 개발하게 된 것입니다. 핀란드의 자일리톨 공정과정에서는 원료물질로 핀란드 자작나무를 사용했기 때문에 핀란드에서는 자일리톨을 '자작나무 설탕'이라고 부르기도 합니다.

우리가 자일리톨의 존재와 가치를 알게 된 것은 핀란드 트루크 대학의 집중적이고 체계적인 연구 덕분입니다. 투르쿠 대학 연구진들이 설탕의 소비가 치아우식증 발생과 연관이 있음에 착안하여 설탕의 대체물로서 자일리톨에 대해 관심을 갖고 연구를 한 것입니다. 이 연구를 통해 자일리톨은 충치를 발생시키지 않는 것은 물론, 충치를 개선하는 작용도 있는 것으로 알려지게 되었습니다. 자일리톨이 설탕 대체물로서 구강건강을 증진시킬 수 있다는 개념을 세계적으로 확산된 시키게 된 것입니다.

자일리톨은 치아우식증을 일으키는 충치균의 성장을 억제하고 치아 표면의 바이오필름 형성을 감소시키며 플라크 내에서의 산 생성을 감소시킴으로써 충치 발생을 예방해 줍니다. 불소를 발라주는 것이 치아에 갑옷을 입히는 것이라면 자일리톨은 적을 무력화시키는 것에 비유될 수 있습니다. 자일리톨을 불소와 함께 사용할 경우 충치 예방 효과는 더욱더 증가합니다.

자일리톨이 충치를 예방하는 메커니즘을 보다 자세히 살펴보도록 하겠습니다. 첫째, 자일리톨은 단맛을 내는 당분이지만 충치균에 의해 발효되지도 않고 산도 생성하지 않습니다. 둘째, 침의 분비를 촉진하여 떨어진 산도를 빠르게 중화시키고 치아 표면에 칼슘공급을 원활히 합니다. 셋째, 자일리톨 무익회로를 통해 충치균의 활성을 저하시키고 그 숫자를 감소시킵니다.

자일리톨 무익회로를 다시 설명해 보겠습니다. 충치균은 솔비톨 같은 다른 5탄당에는 전혀 관심을 보이지 않습니다. 하지만 자일리톨이 들어오면 설탕으로 착각하고 먹습니다. 그러나 분해하지 못하고 그냥 뱉어냅니다. 그리고는 다시 설탕으로 착각하고 먹고, 다시 뱉어내기를 반복합니다. 이렇게 무익순환(無益循環)을 거듭하다가 에너지를 소진하고 활동성 저하에 빠지게 됩니다.

연구에 의하면 한 달가량 자일리톨을 섭취하면 충치균이 변이를 일으켜 설탕을 먹고도 분해하지 못해 산 생성이 현격히 줄어든다고 합니다. 물론 다시 계속 설탕을 섭취하면 뮤탄스균은 산 생성기능을 회복합니다. 잠자리에 들기 전 칫솔질을 하고 100% 자일리톨 껌이나 정제를 약 3분간 씹거나 빨아 먹으면 자일리톨의 무익회로 기전을 활용해 충치를 예방할 수 있습니다.

자일리톨의 정체

자일리톨은 자연계에 존재하는 천연 5탄당알코올입니다. 식품 중에는 주로 채소에 함유되어 있으며, 인체 내에서는 포도당 대사의 중간물질로 생성되는데, 우리 몸에서는 하루 2g 정도의 자일리톨이 생성된다고 합니다. 자일리톨은 설탕과 비슷한 수준의 단맛을 갖고 있습니다. 다만 설탕에 비해 맛의 단절이 약간 빠르고 용해열이 커서 입안에서 녹을 때 청량감을 줍니다. 또한 자일리톨은 혈당에 영향을 미치지 않아 당뇨병 환자에게도 안전합니다.

충치는 사탕이 아니라 플라크 때문에 생기는 것

과거에는 치아우식증이 세균 감염에 의해 생기는 것이라는 사실을 몰랐습니다. 치아우식증이 세균에 의한 감염이라는 사실을 밝혀진 뒤로 치아관리에 관한 인식이 많이 달라졌습니다.

그런데 알고 보면 치아 우식의 원인이 세균에 있다는 발표가 된 것은 100년도 더 이전의 일입니다. 1890년 미국의 치과의사이면서 세균학을 공부한 W. D. 밀러는 『입속의 미생물』이라는 책을 통해 이 같은 이야기를 전하고 있습니다.

밀러 박사는 치아 표면에 존재하는 세균이 치아의 홈과 오목한 곳, 치아와 치아 사이에 쌓인 음식을 이용하여 '산'을 만들고, 그 산에 의해 치아 표면의 에나멜질과 상아질이 벗겨져 충치가 생기는 것이라고 적고 있습니다. 다만 그때는 충치를 일으키는 세균이 몇 종류 있다고만 생각한 듯합니다.

1924년, 영국 세인트메리 병원의 J. K. 클라크는 충치에서 충치균을 분리하여 뮤탄스 연쇄구균의 존재를 밝혔습니다. 이 뮤탄스 연쇄구균에는 스트랩토코쿠스 뮤탄스, 스트랩토코쿠스 소부리누스 등 7종류의 세균이 있는데, 사람에게는 주로 이 두 종류의 뮤탄스 연쇄구균이 검출된다고 합니다.

　이 세균이 충치균이라는 사실이 밝혀진 것은 무균동물을 사용한 실험이 가능해졌기 때문입니다. 완전하게 외부세계와 단절된 무균환경에서 키운 무균동물에게는 아무리 단것을 주어도 충치가 생기지 않았습니다. 그러나 이 무균동물에게 뮤탄스 연쇄구균을 주입하자 얼마 지나지 않아 바로 충치가 생겼습니다. 이로써 충치는 세균에 의해 생긴다는 사실이 입증되었습니다.

　그런데 사실은 충치균만으로는 충치가 생기지 않습니다. 여기서부터는 평소의 생활습관과 관계가 있습니다. 충치균은 설탕을 만나면 글르코실토란스페라제라고 하는 효소를 분비합니다. 사탕은 포도당과 과당으로 만들어져 있지만, 이 두 가지가 나누어질 때 높은 에너지를 냅니다. 충치균이 분비하는 효소는 이 에너지를 이용하여 글루칸이라는 다당체를 만들어 치아 표면에 풀처럼 찰싹 달라붙습니다.

　막 만들어진 글루칸은 칫솔로 조금 문지르면 바로 떨어지지만, 시간이 흐르면서 두꺼워지면 칫솔질로는 떨어지지 않습니다. 두꺼워진 글루칸 안에서 충치균은 더욱 번식하여 단단한 막이 됩니다. 이 막을 바이오필름이라고 합니다.

바이오필름이라는 말을 처음 듣는 분도 있을 겁니다. 치아 표면에 들러붙는 오염물질인 치태라는 말에는 모두들 익숙할 텐데요, 이 치태가 바이오필름의 초기 단계입니다. 치태를 영어로는 플라크라고 하는데, 이 플라크는 사전에서 찾아보면 '들러붙는 것, 벽에 거는 것'이라고 되어 있습니다. 문자 그대로 치아 표면에 붙어 있는 '치아의 때'이기 때문에 문지르면 떨어집니다. 아직 초기 상태의 치태라면 칫솔질만으로 제거할 수 있습니다.

그러나 칫솔로 아무리 문질러도 제거할 수 없는 치태가 있습니다. 치태를 물들이는 약제(치면세균막 착색제)를 치아에 바르면 빨갛게 물드는 부분이 있습니다. 빨갛게 보이는 곳에 치태가 쌓여 있는 것입니다. 칫솔이 닿는 치아 표면에는 치태가 붙어 있지 않지만, 어금니 안쪽이나 바깥쪽(턱과 접하는 곳), 어금니 속, 치아와 치아 사이, 치아와 잇몸의 경계 부분, 치아면에 파인 홈 등에 치태가 쌓여 있습니다.

사람마다 칫솔질 습관이 달라 개인에 따라 잘 닦이지 않는 부분도 있습니다. 스스로는 잘 닦고 있다고 생각하겠지만 착색제를 이용해서 살펴보면 의외로 잘 닦이지 않은 부분도 꽤 있습니다.

제거되지 못한 치태는 층을 형성하고 두꺼워져서 바이오필름이 됩니다. 칫솔질로 제거할 수 있는 치태를 '새로운 치태', 칫솔질로는 제거하지 못하는 치태를 '오래된 치태'라고 부르기도 합니다. 오래된 치태가 바이오필름을 만듭니다. 세균의 사체가 치아에 들러붙어 굳은 것이 치태이므로, 치태가 있다는 것은 그만큼 세균이 많다는 증거입니다. 이미 바이오필름이 형성되었다고 볼 수도 있습니다.

당질을 그대로 놔두면 충치균은 설탕만이 아니라 다른 음식(주로 당질)과 결합하여 바이오필름을 만듭니다. 우리가 평소에 먹는 밥이나 빵에 함유되어 있는 당질을 둘러싸고 바이오필름은 점점 두꺼워집니다.

조금 과장해서 이야기하자면, 음식을 먹음으로써 충치가 생긴다고 할 수 있습니다. 식습관과 충치가 관계를 맺는 것이니까요.

바이오필름은 일상생활에서도 볼 수 있습니다. 싱크대나 욕조 배수구를 보면 미끌미끌한 것이 들러붙어 있는데, 이것이 바이오필름입니다. 강 속의 돌이나 식물의 표면에도 붙어 있고 배의 밑바닥에도 붙어 있지요.

의학적으로 바이오필름이 문제가 된 것은 카테터라는 좁은 관을 몸속에 넣게 되면서부터입니다. 카테터는 혈관에 넣어 치료하거나 요도를 확보하는 데 사용하는데, 특히 요도 카테터의 표면에 바이오필름이 생기면 방광염을 일으킵니다. 또한 위 안을 들여다보는 내시경 표면에 바이오필름이 들러붙어 원내감염(병원에서 일어나는 모든 미생물 감염)의 원인이 된 일도 있었습니다. 다행히 지금은 살균과 소독 등 여러 방법을 통하여 원내감염이 적어졌지만, 그래도 긴장을 늦추어서는 안 됩니다. 세균에게는 바이오필름이 최고의 번식 장소이기 때문입니다.

우리 입속에는 충치균 외에도 다른 세균이 많습니다. 침 1밀리리터 안에는 1억 개의 세균이 서식하고 있다고 합니다. 치태 1그램 안에는 1천억 개의 세균이 서식하고 있습니다. 바이오필름 1그램 안에도 1천억 개의 세균이 살고 있습니다. 최근에는 바이오필름 안에서 세균의 유전자가 교환되어 항생제도 듣지 않는 세균(슈퍼박테리아)이 생겨나 문제가 되고 있습니다.

치태가 쌓여 있는 곳은 바이오필름 층도 두꺼워집니다. 산을 중화시켜 주는 침도 바이오필름 안으로는 침투하지 못하기 때문에, 바이오필름이 형성되면 충치균은 그 안에서 마음 놓고 번식해 나갑니다. 당분을 흡수하고 유산, 초산 등을 분비합니다.

그중 주로 유산에 의하여 치아 표면의 에나멜질이 녹아들어갑니다. 에나멜질의 파괴가 무서운 것은, 범위가 좁아 심각성을 느끼지 못하는 사이에 안쪽으로 깊이 파고들어 간다는 것입니다. 에나멜질 안쪽의 상아질은 비교적 부드럽기 때문에 단번에 파괴되어 커다란 구멍이 생깁니다. 치아 속에 있는 치수(신경과 혈관이 있는 곳)까지 가면 차가운 것, 뜨거운 것을 먹는 것만으로 통증이 발생합니다. 게다가 치수에 세균이 침범하면 치수염을 일으켜 쑤시고 아파서 견딜 수 없는 상태가 됩니다. 우식 부위가 작더라도 대수롭지 않게 넘어갈 수 없는 것은 바로 이 때문입니다.

충치의 온상, 바이오필름을 막아라

이제 치아 우식이 어떻게 발생하는지 잘 아셨지요? 당연히 충치를 예방하는 법도 눈치 채셨을 겁니다. 무엇보다 일단은 바이오필름이 생기지 않도록 해야 합니다. 또한 이미 치아 표면에 바이오필름이 생겼다면 깨끗하게 제거하는 것이 급선무입니다.

바이오필름을 현미경으로 관찰하면 바깥 부분은 균일하지 못하고 성긴 조직을 하고 있지만 치아 표면과 접하고 있는 부분은 꽤나 촘촘하고 밀도가 높습니다. 치아에 아주 찰싹 달라붙어 있다고 표현할 수 있겠지요. 그래서 바이오필름 바깥 부분의 치태는 칫솔을 이용하여 제거할 수 있지만 치아와 접하고 있는 안쪽은 칫솔질만으로는 좀처럼 제거할 수 없습니다.

우리가 할 수 있는 일은 일단 칫솔질입니다. 바이오필름이 완전히 자리를 잡기 전에 치태를 제거하기 위해서 치아 하나하나 구석구석까지 꼼꼼하게 닦아야 합니다. 손거울로 입안을 들여다보며 칫솔이 제대로 치아에 닿고 있는지를 확인하면서 칫솔질을 하는 수밖에 없습니다. 치태 주변에 바이오필름이 형성되기까지는 48시간이 걸린다고 합니다. 이것은 어디까지나 실험실에서 주어진 조건 아래 소요되는 시간입니다. 침의 양, 칫솔질 방법 등이 사람에 따라 다르기 때문에 바이오필름의 형성 시간도 제각각입니다.

또한 형성된 바이오필름이 완전히 치아 표면에 정착하기까지는 3개월 정도 걸립니다. 물론 이 기간도 개인의 칫솔질 방법이나 횟수, 치약, 침의 양 등에 따라서 달라집니다. 어쨌거나 꾸준하고 올바른 칫솔질을 통해 빠른 시간 안에 치태를 제거하는 일이 중요합니다.

바이오필름이 형성되면 그 안에서 충치균은 바이오필름의 제재가 되는 글루칸이라는 다당체를 먹이로 하여 살아갑니다. 다시 말해서, 설탕이 없어도 자신이 만들어낸 먹이에 의해 번식하고 배설물로 유산을 내보내며 야금야금 에나멜질을 파괴하는 것입니다.

바이오필름 안쪽에는 충치균만이 아니라 치주질환을 일으키는 세균도 있습니다. 바이오필름이 형성되면 그곳은 여러 가지 세균의 온상이 되는 것입니다. 앞에서도 말했지만, 일단 바이오필름이 형성되면 칫솔질만으로는 제거할 수 없을 뿐 아니라 치아 표면을 청결히 유지해 주는 침도 바이오필름 안에는 닿지 않습니다.

충치균 자체는 설탕이 없으면 치아에 달라붙는 힘이 약하기 때문에 침에 의해서 떨어져 나가 입안에 있을 수가 없습니다. 입안을 떠도

충치가 생기는 경로

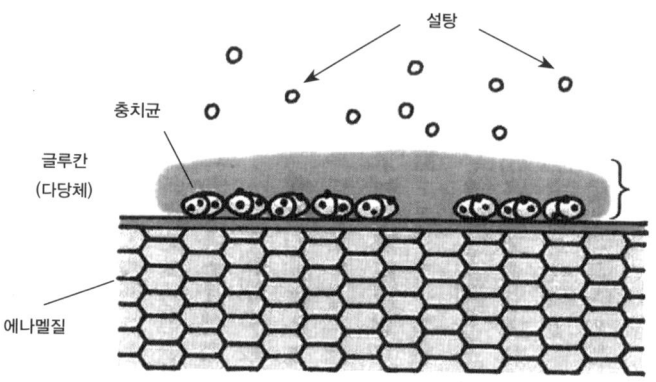

설탕이 충치균과 만나면 글루칸이 만들어져 치아 표면에 들러붙는다.

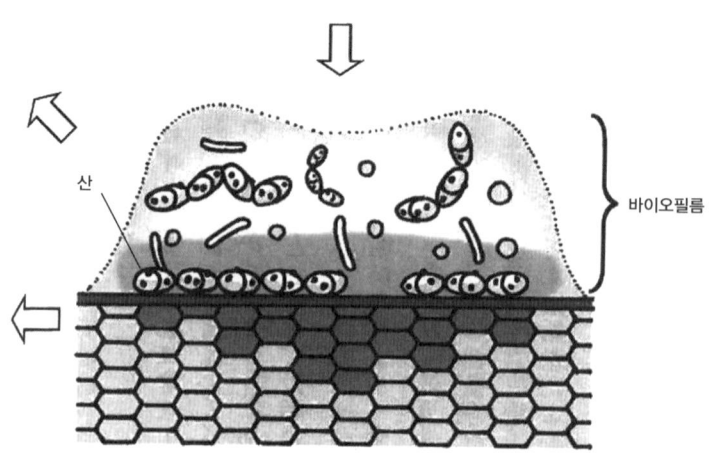

글루칸 안에서 충치균이 번식하여 바이오필름 막이 생긴다.
그 안에서 충치균이 만드는 산은 밖으로 나가지 못하게 되어
치아 표면의 에나멜질을 녹이기 시작한다.

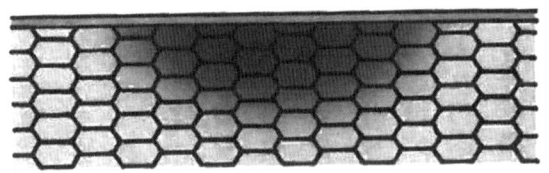

바이오필름이 생기기 전, 가능한 한 빠른 단계에서
치태를 제거하면 충치는 생기지 않는다

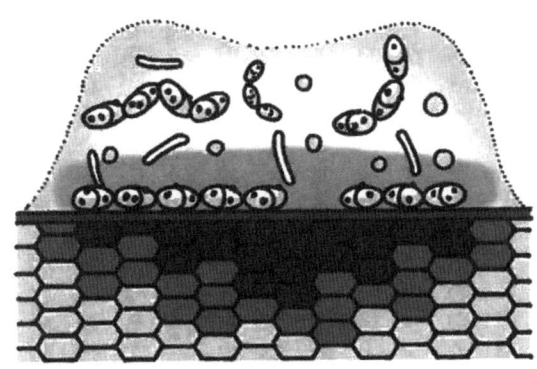

두꺼운 바이오필름이 생긴 채 산성 상태가 계속되면
에나멜질이 파괴되어 치아가 우식된다.

는 세균은 치아에 찰싹 달라붙지 않는 한 침에 의해 떨어져 나가 식도를 지나 위로 보내집니다. 그러나 일단 바이오필름이 형성되면 이야기는 완전히 달라집니다. 충치균은 안전한 서식처를 얻게 되고, 방심한 채 칫솔질만 하는 사람에게 치아 손상은 예고된 것이나 다름없습니다.

바이오필름이 형성되지 않도록 주의하면 충치균이 치아를 파괴하는 일도 없고 치아 손실을 야기하는 치주질환을 일으키는 세균도 번식할 수 없게 됩니다. 식생활에 있어서는 가능한 한 설탕 섭취를 줄여서 바이오필름 생성을 예방하는 것이 중요합니다.

최근의 조사에 의하면, 일본 아이들의 충치가 줄어들고 있습니다. 이유로는 여러 가지가 있겠지만, 1975년 이후에 유아용 분유에 설탕 사용을 금지한 것도 중대한 영향을 미친 게 아닐까 싶습니다.

그런데 미국산 분유에 상당량의 설탕이 들어 있다는 사실은 잘 알려지지 않은 것 같습니다. 미국 내에서 판매되고 있는 대부분의 분유에 설탕, 콘시럽, 말토덱스트린 같은 것들이 들어 있습니다. 한국의 경우 유당, 올리고당 등을 사용하는데, 이 역시 당질이기 때문에 구강건강 면에서는 그리 안전하다고 할 수 없습니다.

국내산이건 수입산이건 분유를 선택할 때는 어떤 성분이 포함되어 있는지 정확하게 확인하는 것이 중요합니다. 분유나 이유식은 아이의 평생 구강건강을 좌우할 수 있다는 생각을 갖고 보다 관심을 기울을 필요가 있습니다.

문제는 설탕을 섭취하지 않는 일은 어느 정도 가능하지만 당질은 그렇지가 못하다는 점입니다. 바이오필름은 설탕만이 아니라 당질에서도 만들어질 수 있기 때문입니다. 바이오필름이 무서워서 밥을 안 먹겠다거나 빵이나 국수 같은 밀가루 음식을 안 먹겠다고 할 사람은 없을 것입니다. 감자나 호박, 과일에도 당질이 많이 함유되어 있습니다. 바이오필름이 형성되지 않도록 조심하는 일은 참으로 어렵습니다. 보다 적극적인 예방과 치료가 필요하다고 강조하는 것은 바로 이 때문입니다.

치아 표면에 약을 발라 충치균을 제거한다

바이오필름을 만들지 않기 위해서는 충치균을 없애는 것도 한 방법입니다. 세균을 죽이기 위해서는 항균제를 사용하는 방법과 우리 몸이 가지고 있는 항체를 이용하는 방법이 있습니다. 항균제의 대표주자는 항생제입니다. 항체는 주로 혈액이나 체액에 포함되어 있어서 체내에 침투해 온 세균이나 바이러스(이것들을 항원이라고 합니다)를 둘러쌉니다. 항체와 세균의 결합체는 백혈구나 매크로파지 (macrophage)에 의해 몸 밖으로 배출됩니다.

1996년 영국의 레이너 박사가 충치균이 치아 표면에 들러붙을 때 관계하는 항원을 발견하고, 식물에서 그에 대한 항체를 만들어냈습니다. 이 항체를 사용하면 충치균이 치아 표면에 달라붙을 수 없어서 충치균을 제거할 수 있습니다. 충치균도 치아에 들러붙을 수 없으면 무서울 것이 없다는 이야기, 기억하시죠?

당시 국립감염증연구소 구강과학부 부장이었던 하나다 노부히로 박사는 이 뉴스를 듣고 큰 충격을 받았다고 합니다. 그때 하나다 부장은 '어떻게 해야 바이오필름이 형성되지 않을까' 고민하며 연구실의 불을 밝히고 있었습니다. 충치균이 분비하는 효소로 바이오필름을 만들어진다는 사실을 알고 그 효소를 연구하고 있었던 것입니다. 효소는 미국의 노스웨스턴 대학의 미생물학 연구실에서 발견했지만 하나다 부장은 그 연구실에서 바이오필름을 만드는 충치균이 분비하는 효소의 유전자를 발견했던 것입니다.

레이너 박사에 의한 충치균 항체 발견 뉴스를 본 하나다 부장 팀은 곧바로 프로젝트 팀을 조직하여 레이너 박사가 만든 항체의 효과를 조사하기로 했습니다. 치아 표면에 충치균이 달라붙지 않도록 하는 항체이기 때문에, 먼저 치아 표면에서 충치균을 철저하게 제거해야만 항체의 효과를 정확히 확인할 수 있었습니다. 치아 표면에서 충치균을 없애도 입안에는 충치균이 남아 있으므로, 항체를 사용하면 충치균이 치아에 달라붙는지 어떤지 확인할 수 있는 것이죠.

치아 사이를 청결하게 하는 방법은 스웨덴에서 개발되었습니다. 흔히 PMTC(Professional Mechanical Tooth Cleaning 전문가 치면세균막 제거술)라고 부르는데, 치아 사이에 생긴 바이오필름을 완전하게 파괴할 수 있는 기계적 치아 사이 청소법이라고 생각하면 쉽습니다. 한국에서는 전문가에 의한 치간세정술의 한 종류로 받아들여지고 있습니다.

바이오필름을 제거하기 위해서는 물론 기계를 사용하지만, 치태 제거 때와는 다르게 치아 표면에 상처를 내지는 않습니다. 묵은 때를 청소한다는 느낌이라고 생각하시면 됩니다.

스웨덴의 액셀슨 박사는 치아와 치아가 접하는 면에 충치가 많다는 사실에 주목하여 치아와 치아 사이를 깨끗이 청소할 방법을 생각했습니다. 이미 치아 표면의 치태나 바이오필름을 회전하면서 제거하는 브러시는 있었으므로, 액셀슨 박사는 세로로 미세하게 움직이는 프로핀핸들피즈라는 도구를 개발했습니다.

옆으로 움직이는 브러시에 작은 이쑤시개 같은 것(여러 가지 크기의 부드러운 플라스틱 에파팁)을 단 도구, 치아 표면을 닦는 라버컵과 브러시, 잇몸과 치아 사이의 틈새를 청소하는 포인트, 전용 치간칫솔 등을 사용하여 치아 하나하나를 청소합니다. 이렇게 하여 치아와 치아 사이까지 치아의 모든 표면에서 충치균을 제거할 수 있게 되었습니다.

> **구강청결제 오남용의 위험성**
>
> 영국 퀸메리대학 암리타 알루왈리아 교수가 이끄는 연구팀은 하루에 두 번씩 코르소딜(Corsodyl) 같은 구강청결제를 사용하는 19명의 건강한 사람을 대상으로 혈압을 추적한 결과 3.5mmHg까지 높아질 수 있음을 확인했습니다. 이 수치가 2점이 올라갈 경우, 심장질

환으로 인한 사망 위험은 7%, 뇌졸중으로 인한 사망 위험은 10%가 높아진다고 합니다.

영국인들이 즐겨 사용하는 구강청결제 코르소딜이 오히려 혈관을 이완시키는 데 도움이 되는 '좋은' 박테리아를 없애 혈압을 높일 수 있다는 지적입니다. 원인은 소독제인 클로르헥시딘(chlorhexidine)입니다. 코르소딜에는 0.2%가 함유돼 있는데, 이 클로르헥시딘은 혈관이 적절히 이완하는 데 필수적인 아질산염을 만드는 데 도움이 되는 미생물을 죽임으로써 입안과 혈액 속에서의 아질산염 생산을 90% 이상과 25%를 각각 떨어뜨렸다고 합니다. 치주질환자나 치아감염자 외에 건강한 사람들은 구강청결제 사용에 주의를 기울여야 하겠습니다(노컷뉴스 2014년 1월 28일 기사 참고).

치주질환의 증상과 진행과정

같은 구강 내에 사는 세균이라도 치주병균과 충치균은 성질이 전혀 다릅니다. 물론 둘 다 치아 손실을 야기하는 원인이지만, 충치균이 당질을 먹고 분비하는 '산'으로 치아를 무너뜨리는 것과 달리, 치주병균은 세균 그 자체가 독을 가지고 있습니다.

국립감염증연구소, 국립보건의료과학원을 거쳐 츠루미 대학으로 연구실을 옮긴 하나다 교수는 "치주병균은 산탄형 폭탄으로 지상을 공격하는 것처럼 치주조직의 세포에게 융단 폭격을 한다"고 설명했습니다. 치주병균에 접촉하는 것만으로 치주조직, 즉 잇몸이 상처를 입는다는 말입니다.

단계를 살펴보면, 먼저 치아와 잇몸 사이에 치주병균이 들어가면 치아와 접하고 있는 잇몸이 조금씩 내려앉습니다. 이것을 포켓이라고 합니다. 치주병균은 혐기성 세균입니다. 공기를 싫어하기 때문에 가능한 한 공기가 없는 곳에서 살려고 합니다. 포켓은 치주병균에겐 최고의 장소라고 말할 수 있겠지요. 치주병균은 포켓을 보금자리로 삼고 점점 증식해 갑니다.

잇몸을 침범하여 치아의 뿌리를 노출시키는데, 여기에 치태가 쌓여서 충치가 되기도 합니다. 바이오필름을 만들어 더욱 치아 주변부로 퍼져나갑니다. 치아를 받치고 있는 치조골, 치아와 치조골 사이에 있는 치근막, 그리고 치아의 뿌리 부분에서 가장 바깥쪽을 감싸고 있는 백악질로 퍼져나가며 염증을 일으킵니다.

염증이 잇몸에 머무는 단계를 치은염, 그 이상으로 퍼져 나간 경우를 치주질환이라고 합니다.

치주병균이 침투해 들어오면 염증을 일으키는데, 이때 염증은 어떤 것을 동반할까요? 염증에 따라 일어나는 증상은 발적(發赤), 열감(熱感), 종창(腫脹), 동통(疼痛), 기능 장애 등입니다. 빨갛게 되는 발적과 열이 오르는 열감은 혈관 확장 때문에 일어납니다. 종창(부기)이나 동통은 염증을 제어하기 위해 백혈구 등의 항체가 모여서 혈관 안을 통과할 때 일어납니다.

염증은 인체의 방어시스템이 세균이나 바이러스와 싸우는 증거입니다. 치주병균과 방어시스템이 서로 비등하게 싸우고 있을 때는 아직 괜찮지만, 몸이 조금이라도 약해지면 잇몸이 부풀어 오릅니다.

여러분도 자신의 잇몸을 살펴보십시오. 탱탱하고 핑크색을 띠고 있다면 괜찮습니다. 잇몸이 빨갛다면 염증이 있다는 뜻입니다. 빨갛

치주질환의 진행 과정

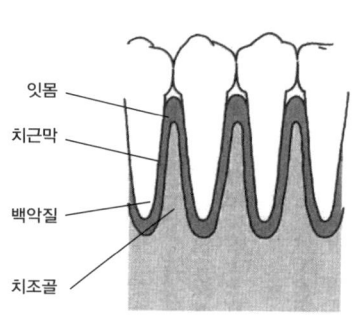

① 건강한 상태에서는 세균이 거의 없고, 잇몸은 엷은 핑크색을 띠며 제자리를 지키고 있다.

(잇몸, 치근막, 백악질, 치조골)

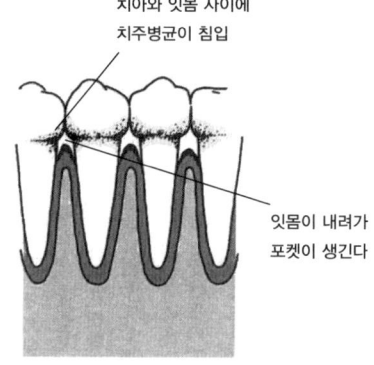

② 치아와 잇몸 사이에 치주병균이 들어가 잇몸이 내려앉기 시작한다.

(치아와 잇몸 사이에 치주병균이 침입 / 잇몸이 내려가 포켓이 생긴다)

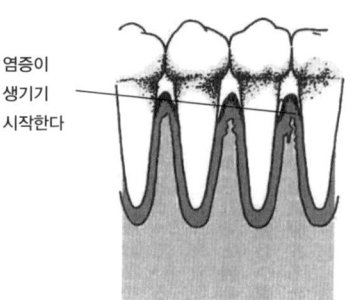

③ 잇몸이 빨갛게 부풀어 오르고, 칫솔질을 하면 출혈을 한다. 치조골도 녹기 시작한다.

(염증이 생기기 시작한다)

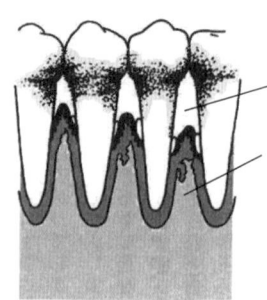

④ 치조골의 파괴가 더욱 진행되어 잇몸에 고름이 생긴다. 이 상태가 되면 구취도 심해지고, 치아가 흔들리게 된다.

(치아와 치아 사이가 벌어진다 / 치조골이 꽤 밑으로 내려가 있다)

기만 하다면 그나마 아직 많이 진행된 것은 아니지만 이미 보라색이 감돈다면 치주질환이 꽤 진행된 것이라고 할 수 있습니다. 만져보아서 물렁물렁한 것 같으면 치주질환이 제법 많이 진행된 상태라고 생각해야 합니다.

사과를 한입 베어 물 때 생기는 출혈도 치주질환의 진행 상태를 보여줍니다. 염증이 일어나면 혈관이 확장됩니다. 칫솔질을 하거나 딱딱한 것을 씹는 작은 자극에도 염증이 있는 혈관에서 혈액이 새어 나옵니다. 건강한 잇몸이라면 칫솔이 닿는 정도의 자극에 출혈을 하지는 않습니다. 잇몸에서 피가 나면 조심해야 합니다.

구취로도 치주질환의 정도를 가늠할 수 있습니다. 구취가 신경이 쓰일 정도라면 치주질환이 꽤 진행된 것이므로 망설이지 말고 치과에 가십시오.

마지막으로 치아가 흔들리는 단계까지 오면 치은염에서 치주질환으로 진행되어 치아를 받치고 있는 치조골이 위협받는 상태라고 생각하면 됩니다. 염증에 의해 치조골이 줄어들면 치아는 지지대를 잃는 셈이니 결국에는 치아가 빠지고 맙니다.

치주질환은 아프지도 근질거리지도 않습니다. 그렇기 때문에 작은 자극에도 피가 나는 경우에는 바로 치과에 가서 진찰을 받아보는 것이 좋습니다. 아직 초기라면 칫솔질만 제대로 해도 좋아지지만, 그냥 방치해 둔다면 호미로 막을 일을 가래로 막아야 할 수도 있으니까요.

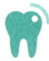
혀까지 닦아야 진짜 칫솔질 끝!

혀의 위생상태가 중요하다는 인식이 널리 퍼지면서 칫솔질을 할 때 혀 표면을 닦는 사람이 많아졌습니다. 혀에 낀 설태(舌苔)를 닦아내는 도구도 나와 있고, 칫솔 손잡이 끝이나 칫솔모 뒷면에 혀를 닦는 도구가 붙어 있는 경우도 있습니다.

사람들이 혀를 닦는 데 신경을 쓰는 첫 번째 이유는 구취입니다. 구취의 가장 큰 원인은 구강 내 세균이 단백질을 분해하면서 발생하는 휘발성 황 화합물입니다. 혀에 설태가 많이 낄수록 이 화합물이 많이 생겨 냄새도 심해지는 것입니다.

칫솔질을 잘 하면 구강 내 휘발성 황 화합물을 25%가량 없앨 수 있고, 혀까지 닦으면 80%까지 없앨 수 있습니다. 칫솔질을 할 때는 불쾌한 구취를 긁어낸다는 기분으로 칫솔을 활용하여 혀를 꼼꼼하게 닦아주는 것이 좋습니다.

구강은 온도, 습도, 영양 등 모든 면에서 세균이 번식하기 좋은 환경을 갖고 있습니다. 게다가 치아나 혀의 돌기(미뢰) 사이사이, 세균들이 숨을 곳도 많습니다.

혀에는 치주질환을 일으키는 포르피로모나스 진지발리스, 충치를 일으키는 스트랩토코쿠스 뮤탄스 등 500여 종의 세균 10만~100만 마리가 살고 있다고 합니다. 치주질환을 일으키는 세균의 상당수가 혓바닥 혀에 서식하고 있다는 사실을 기억하고 혀 관리에 관심을 가지시길 바랍니다.

평소 칫솔질을 하면서 혀를 잘 닦으면 입속 세균을 확실히 줄일 수 있습니다. 그러려면 혀를 닦는 방법을 정확하게 알아야 합니다. 연구 결과들을 보면 많은 사람들이 혀 위생에 신경은 쓰고 있지만 그만큼 효과를 보지 못하는 것 같습니다. 혀 닦는 법을 제대로 모르기 때문입니다.

2013년 6월 보건복지부가 발표한 '2012년 국민구강건강실태조사' 결과에 따르면 치약과 칫솔을 제외한 구강보조용품을 사용하고 있다는 응답이 구강세정액 17.3%, 치간칫솔 11.8%, 치실 11.1%, 전동칫솔 8.8%, 혀 클리너 5.6% 등으로 나타났습니다. 또 다른 연구 결과를 보면, 2명 중 1명이 칫솔질을 할 때 칫솔모로 혀를 닦는다고 응답했습니다.

하지만 실제로 혀의 세정 상태를 조사한 결과, 양호한 사람은 19%에 불과했다고 합니다. 혀를 닦을 때는 가운데 안쪽을 꼼꼼하게 닦는 것이 중요하며 입안에 치약이 남지 않도록 잘 헹궈야 합니다.

치과검진, 타액 검사가 핵심이다

몸이 좀 안 좋아서 병원에 가면 혈액검사와 소변검사는 필수입니다. 더 필요하다면 엑스레이나 CT 촬영 등 진찰에 앞서 먼저 검사를 합니다. 치과에서는 어떻습니까? 치과에서 사전검사를 받았다는 사람은 거의 없을 것입니다. 엑스레이를 찍자는 이야기는 들어봤을지 몰라도 내과에서 받는 것처럼 복잡한 검사는 거의 없습니다.

그러나 저는 치과에서도 사전검사가 필요하다고 생각합니다. 이것은 좋은 치과인지 아닌지를 나누는 포인트가 되기도 합니다.

지금부터 치과에서 하는 일반적인 검사 내용을 살펴보겠습니다. 먼저 문진(問診)이 있습니다. 어느 치아가 어떻게 아픈지에 대한 직접적인 질문부터 이전에 치과 치료를 받은 적이 있다면 언제, 어떤 치료였는지, 불소가 들어간 치약을 사용하고 있는지, 칫솔질 시간은 어느 정도인지, 식사시간은 규칙적인지, 간식은 주로 어떤 것을 먹는지,

복용하고 있는 약은 있는지 등을 묻습니다.

다음으로 구강 검사입니다. 충치가 있는지, 충치 치료의 흔적이 있는지, 치아의 오염 상태는 어떤지, 치태는 있는지, 치주질환은 있는지, 치은염은 있는지 등을 검사합니다. 눈으로 보기만 하는 것이 아니라 치아와 잇몸의 경계, 즉 포켓을 찾기 위하여 작은 침이 붙어 있는 기구를 사용하여 살피기도 합니다. 여기까지는 거의 모든 치과에서 이루어지는 기본 검사입니다.

중요한 것은 타액(침) 검사입니다. 타액 검사를 해주는 치과는 아주 적습니다. 타액 검사로 알 수 있는 것은 무엇보다도 충치균의 보균량입니다. 또한 지수실환의 원인이 되는 세균의 양도 검사할 수 있습니다.

치주질환이 있으면 출혈을 하는데, 아주 적은 양의 출혈은 눈으로 보아서는 잘 모르고 지나가는 일이 많습니다. 이때 타액 검사로 출혈 여부도 알 수 있습니다.

지금까지 충치나 치주질환은 상당 기간 진행된 뒤에 발견되는 병이었습니다. 그러나 이제는 검사를 통해 병이 진행되기 전에 알 수 있습니다. 치아가 흔들리기 시작한 뒤에야 서둘러 치과에 달려가는 것이 아니라, 정기적인 검진을 통해 미리미리 검사를 해두면 충치뿐만 아니라 치주질환도 일이 커지기 전에 알 수 있게 됩니다. 자신이 다니는 치과에서 타액 검사를 받을 수 있는지 문의해 보시기 바랍니다.

타액은 그 자체로도 검사의 대상이 됩니다. 타액의 양이나 타액이 가지고 있는 다양한 기능, 그중에서도 완충능(緩衝能) 등을 검사하여 입안의 상태를 추정할 수 있습니다. 타액의 완충능이란 과도하게 산성으로 치우친 타액을 알칼리성으로 변화시키는 힘을 말합니다.

현재 입안의 상태가 어떤지 정확히 모르면 적절한 치료도 할 수 없습니다. 원인을 찾아서 그 원인을 없애지 않으면 충치나 치주질환이 반복될 수밖에 없습니다. 검사 없이는 대책도 치료도 없다고 해도 과언이 아닌 것입니다.

타액은 치아에게 아주 중요한 존재입니다. 앞에서 타액 검사의 중요성을 언급한 것처럼, 타액은 잘게 부순 음식을 넘기기 쉽게 해주는 일만 하는 것이 아닙니다. 타액의 중요한 역할 중에 치아의 재석회화(再石灰化)라는 것이 있습니다. 플라크에 의해 파괴된 에나멜질을 원래대로 돌려놓으려고 하는 활동입니다.

타액에는 칼슘, 인산, 불소 등의 이온이 함유되어 있습니다. 이들을 성분을 활용하여 에나멜질이 녹는 것을 방지하고, 나아가 원래대로 돌려놓으려고 합니다. 그러나 일단 바이오필름이 형성되면 타액은 치아 표면에 닿지 못합니다. 결국 타액이 자신의 역할을 하지 못해서 충치가 생기는 것입니다. 또한 타액은 치아 표면만이 아니라 치아와 치아 사이에 끼어 있는 오염도 제거해 줍니다.

타액에는 항균작용도 있어서 라이소자임(lysozyme 세균의 세포막에 다당류를 분해하는 효소), 락토페린(lactoferin 포유동물의 젖 속에 존재하는 철

결합성 단백질로, 항균작용이 있어 모유를 먹는 아기를 세균이나 바이러스에서 보호함) 등이 세균의 성장을 억제합니다.

또한 뮤틴(동물체의 점성물질, 특히 점액 중의 단백질)이라는 성분은 치아라는 성을 지키는 성벽과 같은 역할을 합니다. 치아에 달라붙어 있다가 세균이 들러붙으려고 하면 세균을 끌어안고 함께 식도로 넘어갑니다. 여러분도 아시다시피, 위는 강력한 산으로 넘쳐나고 있으므로 뮤틴에 붙어 있던 세균은 이내 죽음을 맞이합니다.

타액은 성인의 경우 하루에 약 0.5~1.5리터 정도 분비됩니다. 이 중 99.4%가 물이기 때문에 남은 0.6%의 성분만이 일을 한다고 보면 됩니다. 따라서 타액의 양이 많은 것이 구강건강에는 좋습니다. 타액의 양이 많이 부족하다고 여겨지면 몸에 다른 문제가 있는 것은 아닌지 검사를 받아보는 것이 좋습니다.

타액이 잘 나오지 않는 이유 중 하나로 약의 부작용을 들 수 있습니다. 평소 이런저런 이유로 먹는 약으로 인해 타액의 양이 줄어드는 경우가 있습니다. 혈압을 낮추는 약, 우울증 약, 알레르기에 사용되는 항히스타민제, 기관지확장제 같은 약들은 타액의 양이 줄어드는 부작용이 있습니다. 만약 타액의 양이 줄어든 듯한 느낌이 든다면 복용하고 있는 약에 대해 약사와 상담해 보는 것이 좋습니다.

충치균 등으로 만들어진 '산'이 에나멜질을 녹이는데, 타액에 함유된 중탄산이 이 산을 중화해 줍니다. 산이 중화되면 충치가 되지는 않습니다.

우리 몸은 '입에서 항문까지 하나의 관으로 연결되어 있다'는 표현이 있습니다. 입만이 아니라 위나 장 같은 장기, 음식과 직접 접하는 내벽의 점막 표면 또한 pH(용액의 수소이온농도지수)가 낮은 산성으로 되어 있습니다. 세균 등의 병원체 침입을 어렵게 만들기 위한 자연의 섭리이겠지요. 점막의 표면에서 유산균이 발견되는 경우가 많은데, 이 또한 유산균이 분비하는 유산이 점막의 표면을 산성으로 유지시키기 때문입니다. 유산균이 몸에 좋다는 이유가 여기에 있습니다.

그러나 바이오필름 안쪽은 외부와 단절되어 있으므로, 유산이 계속 나오면 치아의 딱딱한 에나멜질도 녹여서 충치를 만듭니다. 일단 바이오필름이 형성되면 타액도 미치지 못하기 때문에 충치가 되는 것인데, 그 전에 입안의 pH가 너무 높아지면 이번에는 병원체가 퍼지게 됩니다. 이상적인 pH는 7 정도라고 알려져 있는데, 타액이 바로 이 수치를 조절해 줍니다.

불소치약, 어떻게 활용하면 효과적인가

최근에 슈퍼마켓이나 대형마트에서 시판하는 치약에는 불소가 함유되어 있습니다. 불소 젤이나 불소 바니시라는 이름의 제품도 있는데, 이런 제품은 국내 시장이나 약국에서는 찾아보기 힘들고, 치과나 해외 사이트를 통해 구입하는 것이 보통입니다.

이 불소 젤에는 불화제일석(弗化第一錫)이 함유되어 있습니다(치약에 배합되는 불소에는 불화제일석 외에 불화소다 일불소인산나트륨 등이 있습니다).

불소에는 치아 표면에 있는 에나멜질이 손상되는 것을 방지하고 재석회화를 촉진하는 작용이 있습니다. 에나멜질이 녹는 것을 막고 이미 녹은 부분은 원래대로 돌려놓습니다. 즉 불소가 에나멜질에 작용하여 에나멜질이 결정처럼 딱딱해지는 것입니다. 치아의 질이 좋아진다고 말해도 되겠지요. 에나멜질에 불소가 늘어나면 탄성이 강해집니다. 충치균이 분비하는 '산'에 손상되지 않도록 말입니다.

치과에서 불소를 발라주거나 시판되는 가정용 불소 젤을 사용할 때는 칫솔이 잘 닿지 않는 치아와 치아의 인접 부분, 치아의 뿌리, 치아의 구멍 등에 불소가 들어 있는 젤을 칫솔질하듯이 문지르지 말고 도포하듯이 발라주는 것이 좋습니다. 이때 불소 젤의 도포가 끝났다고 해서 바로 뱉지 말고 침과 섞인 젤을 입안에서 이리저리 굴려줍니다. 치아 구석구석까지 불소 성분이 골고루 퍼지도록 말입니다.

사실 과거에는 불소에 대한 의견이 분분했습니다. 몸에 나쁘다거나 암을 유발한다는 말도 있었고, 치아에 하얀 얼룩이 생긴다는 말도 있었습니다. 그러나 미국의 국립암연구소에서는 불소화물이 들어간 음료수를 마셔도 발암 확률은 높아지지 않는다고 결론을 냈습니다. 마찬가지로 미국 보건복지부에서도 불소와 암은 상관관계가 없다고 발표했습니다. 미국에서는 시민들이 마시는 수돗물에 불소를 첨가한 주(州)가 많습니다. 안전성 문제는 일단 접어두어도 괜찮다는 얘기겠지요.

치약에 함유되어 있는 불소의 양이 어느 정도이고, 칫솔질 후 우리 입안에 얼마나 남아 있을까요?

한 연구에 따르면, 3~5세 아이들은 평균 15%, 성인은 12.7% 정도의 불소 성분이 칫솔질을 마친 뒤에도 입안에 남아 있는 것으로 확인되었습니다. 시판되고 있는(치과에서 판매하는 제품도 포함) 성인 치약 속의 불소 함량은 1,000ppm(유아용은 500ppm) 이상입니다. 1,000ppm이라는 것은 치약 1g 중에 1mg의 불소가 함유되어 있다는 뜻입니다. 사용하는 치약의 양에 따라 달라지지만, 가령 1,000ppm의 불소가 함유되어 있다고 하면, 1회당 입안에 남는 것은 유아가 0.05mg 성인은 0.06mg입니다. 하루 3회 불소가 들어간 치약을 사용하면 성인은 0.18mg이 되는데, 이것은 녹차(190ml)에 함유되어 있는 불소의 양과 거의 비슷합니다.

불소는 공기, 토양, 물, 바닷물 등 자연계에 널리 분포하고 있습니다. 식품으로 말하자면 해산물, 특히 조개류, 뼈까지 먹는 새우나 말린 정어리에는 30~50ppm, 건조한 녹차 잎에는 200~500ppm이나 함유되어 있습니다. 따라서 치약에 들어 있는 양 정도로는 건강에 피해를 줄 걱정은 없습니다. 오히려 불소의 장점을 적극적으로 활용하는 것이 좋습니다.

죽을 때까지 자기 치아를 전부 유지한 채 건강하게 생활하는 사람도 있지만, 그것은 참으로 어려운 일입니다. 기술이 발달했으니 틀니나 임플란트도 문제없을 것이라고 생각하는 사람도 있을 수 있지만, 자기 치아만큼 제 몸에 맞는 것은 없습니다. 의치 기술이 아무리 발달한다고 해도 자기 치아를 따라올 수는 없습니다. 지킬 수 있는 방법이 있는데 방치하다가 잃는다면 얼마나 어리석은 일입니까?

치아 하나 빠진다고 그렇게 호들갑을 떨어야 하나 싶을지도 모르겠지만, 우리 몸에서 없어도 되는 것은 하나도 없습니다. 지금까지는 나이를 먹으면 치아는 잃는 것이 당연한 일이라고 생각해 왔습니다. 하지만 이제 그 생각을 바꾸어야 할 때입니다. 자신의 치아를 하나라도 더 지킬 수 있는 방법을 찾고 실천하는 것이 다른 어떤 것보다 쉬운 방법입니다.

수돗물 불소화, 안전한 것일까?

세계보건기구 및 세계 각국의 권위 있는 보건단체에서는 수돗물 불소화를 "가장 효과적이고 경제적이며 안전한 치아우식증 예방사업"으로 인정하고 적극 장려하고 있습니다. 상수도수 불소화란 수돗물에 1.0ppm 미만의 불소 화합물을 첨가함으로써 지역 주민들의 치아우식 예방을 효율적으로 도모하자는 내용입니다. 상수도 불소화 사업은 1945년 미국의 그랜드래피드 시에서 시작된 이래 미국, 호주, 뉴질랜드, 홍콩과 북유럽 여러 지역으로 확대 실시되었습니다.

한국에서는 1981년에 청주와 진해를 시범 상수도수 불소화 대상 도시로 정하고, 0.7~0.8ppm 농도로 불소화를 시작했습니다. 그 결과, 상수도수 불소화 혜택을 입은 아동들은 평균 40~60% 정도의 치아우식 예방 효과를 얻은 것으로 집계되었습니다. 이후 여러 도시에서 수돗물 불소화가 진행되었는데, 최근 일부 시민단체를 중심으로 안전성 논란을 제기하는 사람도 있고 반면 일부 시민단체에서는 수돗물 불소화를 희망하기도 합니다. 수돗물 불소화는 국가 구강보건의 중요한 정책으로 채택되어 있고 한국의 여러 연구에서도 인체에 무해한 것으로 보고되고 있습니다. 수돗물 불소화의 확대는 자신의 치아로 평생을 살게 하는 경제적이고 효과적인 방법입니다.

임플란트가 감염되면 뼈까지 위험하다

 2012년 5월, 일본 악안면(顎顔面) 임플란트 학회에서 다음과 같은 조사 결과가 보고되었습니다. 이 조사는 해당 학회 산하의 임플란트 시술을 하는 병원 79곳 중에 74곳이 참여한 대대적인 조사였습니다.
 조사는 2009년부터 2011년까지, 3년간 임플란트로 인해 발생한 중대한 의료 사고에 관한 것으로, 전체 의료 사고는 총 421건이었습니다.
 내용으로는 턱뼈의 신경이 손상되어 저림이나 마비 등의 후유증이 158건, 임플란트의 지지대가 되는 금속(볼트 같은 것)이 위턱을 관통하여 상악동(上顎洞)이라는 부위에 공동(空洞)이 생긴 경우가 63건, 상악동의 염증이 61건이었습니다.
 이중에는 턱뼈가 괴사되어 재수술이 필요한 경우도 있었습니다. 임플란트 시술을 한 치과의사가 환자가 복용하고 있는 약을 체크하지 않고 수술하여 발생한 참혹한 결과였습니다.

　이 의료사고들은 일본 악안면 임플란트 학회 소속 병원에서 일어난 일이 아니라, 다른 병원에서 시술을 받은 후 생겨난 문제를 학회 소속 병원에서 치료한 숫자라고 합니다. 일본 악안면 임플란트 학회는 임플란트가 장차 치과 의료 가운데서도 중요한 위치를 차지할 것이라는 생각으로 임플란트 치료에 대한 생각, 진단, 수술의 기본, 기술의 폭을 넓히기 위한 활동을 하고 있습니다. 치과대학에도 강좌를 개설하고 연구를 진행하고 있습니다.

　임플란트는 아주 어려운 시술입니다. 충분한 지식과 경험이 필요한 것은 말할 필요도 없습니다. 저는 무엇보다 세균 감염이 신경 쓰입니다. 충치나 치주질환이 세균으로 인하여 생긴다는 것은 앞에서도 수없이 설명했습니다.

　특히 임플란트는 턱뼈에 볼트를 직접 심는 것이기 때문에 혹 세균에라도 감염되면 뼈에 병이 퍼지는 것은 순식간입니다. 임플란트 주위염(周圍炎)이라는 것이 있습니다. 치주병균의 감염에 의해 일어나는데, 치주질환이 진행되는 속도의 10~20배 정도 빠른 속도로 진행된다고 합니다. 임플란트는 치주질환처럼 치아가 흔들리는 자각 증상도 없어서 처치가 늦어질 수 있기에 더욱 위험합니다.

　우리 치아는 치조골에 뿌리를 박고 있는데, 치아와 치조골 사이에는 치근막이 있습니다. 이 치근막이 치주병균이 뼈에 들어오지 못하도록 막는 역할을 합니다. 그런데 임플란트 아래는 치근막이 없습니다. 따라서 임플란트가 세균에 감염되면 뼈는 바로 세균에게 침식당하고 맙니다.

도쿄치과대학의 야마다 사토루 교수는 자연치아와 인공으로 만든 임플란트에 치태를 부착하여 동물실험을 했습니다. 그 결과, 자연치아보다 임플란트 쪽에 치태가 다량 생겼다고 합니다. 또한 이에 따른 염증이나 출혈도 임플란트가 자연치아보다 많았습니다.

임플란트를 하기 전에는 반드시 치주병균 제거를 철저하게 해야 합니다. 임플란트를 한 다음에도 마찬가지입니다. 또한 정기적으로 검진을 해서 임플란트는 물론 다른 치아의 오염도 제거해야 합니다. 만약 방치해 두면 임플란트 주위염을 막을 수가 없습니다.

수술만 하면 그만이라는 치과의사에게 임플란트 시술을 맡겨서는 안 됩니다. 적어도 3개월에 한 번은 반드시 체크해 주는 의사를 찾으십시오. 또 하나, 환자가 칫솔질을 제대로 하는지 구강관리를 확실히 지도하고, 그것이 잘 지켜지고 있는지도 체크하는 의사를 만나야 합니다. 임플란트 시술을 권유받았다면 최소한 이 정도는 가능한지 확인해 볼 필요가 있습니다. 임플란트는 시술하는 사람의 기술은 물론이거니와 수술 전후의 관리를 확실히 해주는 치과의사에게 맡겨야 합니다.

입안의 좋은 세균을 늘리는 방법

충치나 치주질환이 세균에 의해 생기고, 그 원인이 되는 세균을 제거하는 방법이 있다는 사실에 대해 이야기를 하고 있습니다. 입안의 세력을 충치균이나 치주병균 등 나쁜 균이 아니라 좋은 균에게 내주어야 할 텐데요, 그렇다면 좋은 균은 어떤 균일까요?

좋은 균의 대표선수는 유산균입니다. 유산균에 대해서는 다양한 연구가 활발하게 진행되어 왔습니다. 유산균 연구로 저명한 도쿄대학 명예교수인 미츠오카 토모타리 박사는 일찍부터 유산균에 주목하여 지금은 누구나 다 알고 있는 비피더스균 연구에서는 일인자로 인정받고 있습니다.

충치균 제거에 성공한 하나다 교수가 미츠오카 교수를 찾아갔을 때 "프로바이오틱스(probiotics)와 안티바이오틱스(antibiotics)의 연구를 인체에 해보고 싶다"는 이야기를 들었다고 합니다. 무슨 이야기인가 하면, 유산균 등 몸에 좋은 세균을 늘려서 건강을 증진시키려는 시도입니다. 유산균을 장내에 증식시키기 위해서 먹이가 되는 올리고당을 섭취하는 것도 그 일환이라 할 수 있겠죠.

안티바이오틱스라는 말은 처음 듣는 사람도 있을 텐데, 실은 누구나 알고 있는 항생물질을 말합니다. 원래 바이오틱스란 '생명력학' '생물기능학'이라는 의미이고, 프로는 활성화한다는 느낌, 안티는 반대로 약화시키고 손상시킨다는 느낌이지요. 항생물질이란 말 그대로 세균을 죽이거나 활동을 둔화시키는 일을 하는 물질(약뿐만이 아닙니다)로, 안티바이오틱스인 것입니다.

미츠오카 교수가 하나다 교수에게 이야기했던 것은 '항생물질로 세균을 죽이고 새로운 유산균 등을 심는 실험을 하고 싶다'라는 의미입니다. 미츠오카 교수는 농과대학 출신이기 때문에 인체를 대상으로 한 실험은 할 수 없었던 것이지요.

항생물질을 복용하면 설사를 하는 일이 있는데, 이것은 장내 세균의 균형이 무너졌기 때문입니다. 하나다 교수는 미츠오카 교수의 이야기에서 힌트를 얻어, 입안에서 충치균과 치주병균을 제거한 다음 몸에 좋은 비피더스균 등을 입안에서 늘릴 방법을 연구하기 시작했습니다. 유산균 성분이 함유된 정제를 입에 물고 있는 것이 하나의 방법이 될 수 있는데요, 이런 방법이 성과를 거둔다면 입안에 유익한 균을 늘려 충치균과 치주병균을 몰아낼 수 있습니다.

개인적으로 저는 유산균을 넣은 껌이 나온다면 정말 편리하겠다

하는 생각도 해봅니다.

입안에는 충치균이나 치주병균 외에도 많은 세균이 있습니다. 이런 세균이 몸속에 들어오지 못하게 하는 장치가 있습니다.

앞에서 침의 역할에 대해 이야기하면서 치아에 들러붙지 못한 충치균은 침과 함께 위로 흘러들어간다고 얘기한 것을 기억하십니까? 위에는 위액이라는 강력한 산이 기다리고 있어서 침과 함께 위로 흘러들어간 세균은 대부분 죽음을 맞이합니다. 물론 위와 십이지장 궤양의 원인이 되는 피로리균은 예외지만요.

위로 흘러 들어오기 전에 음식과 세균이 통과하는 곳이 목입니다. 우리 목에는 편도가 있습니다. 흔히 편도선이라고 부르지만 이는 잘못된 표현으로, 편도가 맞는 표현입니다. 편도의 역할은 입이나 코로 들어온 세균이나 바이러스로부터 몸을 보호하는 것입니다.

목의 좌우에 있는 구개편도, 혀의 뿌리에 있는 설편도, 목 안쪽에 있는 인구편도, 그리고 기관과 연결되어 있는 기관편도, 그 외에 인두측색, 인두후벽 임파여포 등이 목 안쪽을 빙 둘러싸고 있습니다. 편도는 세균의 최초이자 최대의 관문으로, 여기에서 세균을 막거나 죽입니다.

저는 겨울이면 머플러, 여름에도 스카프 등을 목에 감아서 항상 목을 따뜻하게 합니다. 밤에 잘 때는 여름이든 겨울이든 상관없이 부드러운 수건을 목에 감고 잡니다. 이것은 목의 면역시스템이 제 역할을 다하도록 하기 위함입니다. 면역시스템은 몸이 따뜻해야 왕성하게 활동하기 때문입니다. 이렇게 하면 나쁜 세균이 몸에 들어오는 것을 막아주는 효과가 있다고 하니 시도해 보시기 바랍니다.

   또한 음식을 씹고 삼키는 등의 먹는 행위도 목의 면역시스템에 자극을 주어 병에 쉽게 걸리지 않게 해준다고 합니다. 입으로 먹는 것은 그 자체만으로도 우리의 몸을 지키는 아주 중요한 행위인 것입니다.

치아 건강을 위해 고쳐야 할 나쁜 습관 5

미국의 건강정보 웹사이트인 웹엠디(www.webmd.com)는 건강을 위한 유용한 정보를 게재하는 곳으로 유명합니다. 바로 여기서 치아 건강을 위해 고쳐야 할 나쁜 습관 다섯 가지를 꼽았습니다. 치아의 활동과 관련된 소리를 중심으로 설명하고 있어 재미있으면서도 시사하는 바가 커서 소개합니다.

"꽉" 포장지나 병뚜껑 따기 : 플라스틱 포장지나 비닐 팩을 손으로 열다가 잘 안 되면 이로 물어서 뜯는 경우가 있습니다. 이때 치아와 턱은 과도한 압력을 받게 됩니다. 이런 습관은 치아 손상이나 턱관절 장애로 이어질 수 있습니다.

"오도독" 얼음 깨물기 : 얼음에는 설탕 성분이 없어 치아에 별다른 영향을 미칠 것 같지 않습니다. 하지만 얼음을 깨물어 먹다가 치아가 깨지거나 금이 가서 치과를 찾는 사람이 생각보다 많다고 합니다. 얼음이 얼마나 딱딱한지 곰곰 생각해 보시기 바랍니다.

"꼭꼭" 연필 씹기 : 일이나 공부에 집중할 때 연필이나 볼펜 등 필기구를 씹는 경우가 있습니다. 이런 습관은 치아를 깨뜨리거나 금이 가게 합니다. 차가운 음료를 마실 때 얼음을 씹는 것과 거의 같은 자극을 줍니다.

"삐드득빠드득" 이갈기 : 잠잘 때 습관적으로 이를 갈면 치아 표면이 조금씩 마모됩니다. 이갈기에는 스트레스, 잘못된 수면습관 등이 원인으로 작용하는데요, 적당한 높이의 베개를 베고 바른 자세로 누워서 자는 습관을 기르면 이갈기 완화에 도움이 됩니다. 혼자서 고치기 어렵다면 치과에서 마우스 가드를 맞춰서 끼고 자는 것도 방법이 될 수 있습니다.

"냠냠" 스낵 먹기 : 스낵류는 정식으로 먹는 음식보다 입에서 침을 적게 나오게 합니다. 때문에 과자를 다 먹고 난 뒤에도 치아 사이에 과자 찌꺼기가 남아 있는 가능성이 높습니다. 감자 칩 같은 스낵을 자주 먹을 경우, 플라크 속 세균이 음식물을 산성화시켜 치아를 부식시킬 수 있습니다.

제4장

치과 치료
손해 없이 잘 받는 법

치아에 필요한 건 보험보다 정기검진

"1년에 20만 원씩 투자해 보시겠습니까?"

치과의사가 이렇게 물었습니다.

이 20만 원은 평생 자기 치아로 살기 위한 비용입니다. 충치나 치주질환을 잘 치료한 다음, 더 이상 치아를 잃지 않기 위해서, 충치나 치주질환으로부터 치아를 지키기 위해서 필요한 비용입니다.

충치 하나 없고, 칫솔질도 잘 하고, 치아에 관한 한 아무런 문제가 없다고 자부하는 사람도 사실은 치과 검진과 치아 청소가 필요합니다. 바이오필름을 제거하지 않으면 충치도 치주질환도 막을 수 없기 때문입니다. 안타깝게도 칫솔질만으로는 바이오필름을 완벽하게 제거할 수 없습니다.

이 치과의사는 "20세부터 관리하기만 한다면, 그때까지 충치나 손상된 치아가 있다고 해도 확실하게 평생 자신의 치아로 살 수 있습니다"라고 역설합니다.

'80세까지 20개의 치아를!'이라고 하는 캠페인이 8020운동입니다. 죽을 때까지 자신의 치아를 유지할 수 있다는 것은 아무나 누릴 수 있는 행운이 아닙니다.

나이를 먹으면서 치료를 받은 치아도 늘어나고 치주질환도 진행되어서 죽을 때까지 자신의 치아만으로 사는 일은 어려워집니다. 그러나 50세 무렵까지는 아직 기회가 있습니다. 물론 여기에는 우리 자신의 노력도 필요하지만, 구강 예방치료 전문가인 치과위생사의 손길이 필요합니다.

연간 20만 원에 대한 느낌은 어떠십니까? 지금 자신의 치아를 유지할 수 있다면 결코 비싸지 않습니다. 치주질환에 걸려 치아가 빠지고, 틀니를 맞추고, 수술을 받아야 하는 상태가 되면 1년에 20만 원으로는 어림도 없습니다. 치아가 나빠져서 생길 여러 가지 일을 생각하면 오히려 싼 게 아닐까요?

특별한 경우를 제외하고는 누구나 한 달에 한 번 정도 미용실이나 이발소에 갑니다. 커트, 퍼머, 염색 등등 제대로 관리하려면 적잖은 돈이 들어갑니다. 연간 20만 원이 훌쩍 넘는 돈을 쓰는 경우도 많습니다. 머리를 손질하는 비용보다 작은 돈으로 평생 자기 치아를 보존하기 위한 관리를 받아보시길 바랍니다. 정기적인 구강검진, 충치와 치주질환 예방, 신속한 치료, 칫솔질만으로는 좀처럼 제거하기 어려운 바이오필름 제거 등을 받으실 수 있을 겁니다.

자동차와 비교해 보면 이해하기 쉽습니다. 자동차를 오래 타기 위해서는 차의 오일을 교환해 주거나 정기적으로 점검을 해야 합니다. 교환해 주어야 하는 부품을 내버려두면 고장이 날 뿐만 아니라 큰 사고로 연결될 수도 있습니다. 적절한 관리가 이루어지지 않으면 아무리 좋은 차라도 오래 탈 수 없습니다.

하물며 치아는 말할 것도 없습니다. 자동차야 돈만 있으면 새 차를 살 수도 있지만, 잃어버린 치아는 아무리 돈이 많아도 되돌릴 수 없습니다. 쉽게 눈에 띄지 않는다고 해서, 당장 통증이 없다고 해서 관리하지 않고 내버려두면 어떤 위험이 닥칠지 모릅니다. 건강할 때, 문제가 커지기 전에 반드시 관리를 받으시기 바랍니다.

우리는 날마다 두세 번씩 칫솔질을 하고 있지만 이미 형성된 바이오필름은 칫솔로 문지르는 정도로는 제거되지 않습니다. 바이오필름을 제거하기 위해서는 전문가에 의한 철저한 관리가 필요합니다. 한국에는 아직 많지 않지만 그래도 전문가가 칫솔질을 해주는 치과가 있으니 알아보시기 바랍니다.

아직까지도 많은 치과의사들이 아픈 이를 치료하고, 구멍을 메우거나 치아를 씌우는 데 집중하고 있습니다. 요즘은 임플란트를 전면에 내세우거나 교정만 전문으로 하는 곳도 많습니다. 상황은 환자 쪽도 마찬가지입니다. 아무런 통증도 없는데, 3개월 혹은 6개월에 한 번 치과에 가서 구강검진을 받는 사람이 얼마나 되겠습니까? 치과의사도 환자도 '예방'이라는 의식이 너무 낮습니다.

일반 건강검진에 대한 의식이 단기간 내에 높아진 것처럼, 구강검진에 관한 의식도 하루 빨리 개선되어 예방치의학이 자리를 잡는 날이 다가오기를 바랍니다.

편의점보다 치과가 많은 동네

2012년 2월, 일본경제신문에 '치과병원 수 한계점 도달'이라는 제목의 기사가 실렸습니다. 이때 일본 후생노동성이 발표한 의료시설 실태조사에 의하면, 2011년 11월말 치과의 수는 68,514곳으로 전월과 비교하여 15곳이 줄었고, 2011년 8월에 68,547곳을 정점으로 그 후 3개월에 걸쳐 감소 추세에 있다고 합니다. 매년 해가 바뀌는 12월과 1월에는 다소 감소하는 경향이 있지만, 이렇게 3개월째 감소하는 것은 처음 있는 일이라고 합니다.

치과의 수가 줄어드는 배경에는 의료제도 개선으로 치과 의료의 진료 단가가 내려가서 종래와 같은 의료 서비스를 제공하면 수입이 줄어들기 때문이라는 지적도 있습니다.

최근에는 미백, 교정 등 보험 외의 본인부담 비급여 진료에 치중하는 치과가 늘어나고 있습니다. 이런 경향은 세계적인 추세라서 미국이나 일본이나 큰 차이가 없습니다. 이에 대해 도쿄치과보험협회는 "보험 외 진료에 의존할 것이 아니라 새로운 의료기술을 도입하는 등 보험 진료 범위 내에서 환자의 필요에 부응하려는 노력이 필요하다"고 강조합니다.

한편에서는 치과의사 수가 넘쳐난다는 목소리도 있습니다. 실제로 일본 내 치과 수를 편의점 수와 비교하면서 "치과가 편의점보다 약 1.5배나 많으니 과잉이 아니냐!"는 얘기도 나오고 있지만 다른 경제협력개발기구(OECD) 가맹국들과 비교하면 평균 수준입니다.

세계보건기구(WHO)가 2011년에 발표한 보고서에 따르면, 일본 인구 10만 명당 치과의사 수는 미국의 절반 정도 수준이고, 스웨덴의 8.3명보다 적고, 독일이나 핀란드 등과 거의 같은 수준입니다. 딱히 치과의사 '과잉'이라고 할 정도는 아니라는 얘기입니다.

야마가타 현 사카다 시에서 개인병원을 운영하고 있는 히요시 치과의 구마타니 타카시 원장은 근래 치과병원들이 갈고 메우는 치아 수복이나 보철에 중점을 두고 있는 것을 염려합니다. 그는 치과의사도 환자도 치료가 아니라 예방이 먼저라는 쪽으로 생각의 축을 옮겨야 한다고 강조합니다. 충치균과 치주병균의 완벽한 제거가 가능해진 지금이야말로 예방치의학에 관심을 가져야 할 때입니다.

한국도 치과 개원이 적지 않은 편입니다. 하지만 그만큼 경쟁률도 높아 폐원을 하는 곳도 많습니다. 최근 3년간 자료를 보면 개원 대비

67%가 폐원하는 것으로 나타났습니다. 2010~2012년 전국 시도별 요양기관 개폐업 현황을 분석한 결과, 최근 3년간 3,444곳이 개원을 했고 2,321곳이 폐원을 해 연평균 773개소의 치과의원이 문을 닫는 것으로 조사되었습니다. 하루 평균 2곳의 치과의원이 문을 닫는다는 이야기입니다(데일리메디 2013년 9월 30일 기사 참고).

  이럴 때는 수요와 공급의 사업성을 중심으로 접근할 게 아니라 환자들의 진정한 욕구를 파악하고 소비자 중심에서 의료 서비스를 제공하는 것이 답이 아닐까요? 치과의사나 건강보험공단, 관련 사업체나 학계 등 누구도 아닌 환자의 입장, 국민의 입장에서 진료를 하는 것이 새로운 활로를 찾는 방법이 될 것입니다. 그런 점에서 예방치의학은 최고의 의료 서비스이자 경쟁력이 될 것입니다.

감기 다음으로 많은 것이 치과 환자

츠루미 대학이 하나다 교수는 국립보건의료과학원에 재직할 당시 '건강 일본 21'이라는 프로젝트에 참여했습니다. '건강 일본 21'은 1997년에 후생노동성(당시 후생성)이 21세기의 국민 건강 만들기를 목표로 만든 프로그램입니다. 이 프로그램에서 눈여겨볼 점은 치아가 중점 과제로 부상되었다는 것입니다. '요절과 (신체의) 장애를 방지'하기 위해서 암, 심장병, 뇌졸중, 자살과 함께 치아 상실을 줄이는 일이 꼽혔습니다.

치아 상실이 여기에 포함된 것은 하나다 교수의 노력 덕분입니다. 애초에 치아는 거론할 질환으로는 꼽히지 못했습니다. 그런데 당시 외래로 진료를 받으러 오는 환자의 수를 조사한 바에 따르면, 1위가 감기 환자였고 2위가 치아에 관련된 질병을 안고 온 환자였습니다. 그만큼 사람들을 고통스럽게 만드는 병이라는 뜻이므로 치과 질환도 보다 비중 있게 다루어야 한다는 것이 하나다 교수의 주장이었습니다.

더욱이 '요절'과 '장애'를 예방하자고는 했지만, 그 원인이 되는 암이나 심장병, 뇌졸중, 자살에는 확실한 예방법이 없습니다. 식사와 운동, 생활 개선 등 건강 증진이라는 형태로 여러 가지 제안은 가능하지만, 이것만 지키면 요절과 장애를 확실하게 예방할 수 있다고 할 만한 것은 없다는 말입니다.

그러나 치과 관련 질환은 다릅니다. 충치도 그렇고 치주질환도 그렇고, 원인이 되는 것은 세균입니다. 그 세균을 제거하는 방법도 있습니다. 또한 전문가의 협력이 필요하긴 해도 치아를 지키는 방법도 있습니다, 건강 증진, 건강 보호, 질병 예방이 확실하게 가능한 것은 치과 관련 질환뿐입니다.

다음은 '건강 일본 21'에 소개된, 치아의 건강을 지키기 위하여 달성해야 할 구체적인 목표입니다.

① 80세에 20개 이상의 자기 치아를 가지고 있는 사람의 비율을 20% 이상으로 한다.
② 60세에 24개 이상의 치아를 가지고 있는 사람의 비율을 50% 이상으로 한다.
③ 정기적으로 치태 제거와 치면 청소를 받는 사람의 비율을 30% 이상으로 한다.
④ 정기적으로 치과 검진을 받는 사람의 비율을 30% 이상으로 한다.

이 네 가지 목표만 확실하게 달성된다면 전 국민의 구강건강은 물론, 전신건강이 좋아질 게 분명합니다. '건강 일본 21'은 각 지자체에 발령되어, 이것을 참고하면서 각각의 지자체가 주민 건강 계획을 세워 실현해 나가는 형태로 진행되었습니다.

그러나 예방치과는 일본에서도 아직 갈 길이 멉니다. 새로 개원하는 치과의사도, 국민들도 아직은 예방치의학에 대한 의식이 부족한 탓입니다. 하지만 이 길은 절대 포기할 수 없는 길입니다. 언젠가는 누구나 정기적인 치과검진을 통해 구강관리를 하게 될 것이라고 생각합니다.

한국에서도 구강질환을 예방하고 치과의료 이용의 불평등을 해소하여 국민 구강건강과 구강건강 관련 삶의 질 향상을 도모하고자 제 3차 국민건강증진종합계획인 HP2020을 수립하여 2010년에서 2020년까지 달성해야 할 12개의 목표를 제시하고 있습니다.

그 내용은 치아우식증과 치주질환을 예방하고, 노인의 자연치아 수를 증가시켜 저작불편율을 줄이는 데 중점을 두고, 이를 위한 실천목표로 아동·청소년의 점심 후 칫솔질 실천율 증가와 영유아, 성인 및 노인의 정기 구강검진 수진율을 높이는 것입니다. 이를 위한 기반 구축으로 어린이 집단생활시설 즉 초등학교와 지역아동센터에 이 닦는 시설을 설치하고 초등학교와 특수학교에 구강보건실을 설치 및 공공 구강보건의료센터의 설치 비율을 증가시키는 것을 목표로 하고 있습니다(자료 : 〈제3차 국민건강증진종합계획(2011~2020)〉 2011, 보건복지부).

구체적인 목표는 다음과 같습니다.

① 아동 청소년의 치아우식 경험률을 감소시킨다(유치 5세 기준 46%, 영구치 12세 기준 45%).

② 아동 청소년의 우식경험 치아 수를 감소시킨다(유치 5세 기준 2.3개, 영구치 12세 기준 1.6개).

③ 아동 청소년의 치아우식 유병률을 감소시킨다(유치 5세 기준 28%, 영구치 12세 기준 15%).

④ 청소년과 성인의 치은염 유병률을 감소시킨다(청소년 15세 기준 28%, 성인 35-44세 기준 57%).

⑤ 성인의 치주염 유병률을 감소시킨다(치주낭형성자율 23%).

⑥ 노인의 20개 이상 치아 보유율을 증가시킨다(65~74세 기준 치아보유율 59%).

⑦ 노인의 자연치아 수를 증가시킨다(20개).

⑧ 노인의 저작불편 호소율을 감소시킨다(65세 이상 기준 48%).

⑨ 아동 청소년의 점심 직후 칫솔질 실천율을 증가시킨다(아동 7~12세 기준 36.0%, 청소년 13~18세 기준 52.0%).

⑩ 영유아, 성인 및 노인의 정기 구강검진 수진율을 증가시킨다(영유아 2~6세 기준 74%, 성인 35~44세 50%, 노인 65~74세 36%).

⑪ 어린이 집단생활시설의 양치설비 설치비율을 증가시킨다(초등학교 양치설비 설치 50%, 지역아동센터 양치설비 설치 50%, 초등학교 구강보건실 설치 8%, 특수학교 구강보건실 설치 50%).

⑫ 공공 구강보건의료센터 설립비율을 증가시킨다.(보건소 구강보건센터 설치 50%, 시·도 구강보건의료센터(장애인진료센터) 설치비율 100%, 중앙 구강보건의료센터 설립)

앞의 목표를 달성하기 위해서 국가는 다음과 같은 사업을 추진하고 있습니다.

가. 아동 청소년 바른 양치 실천사업
나. 수돗물 불소농도 조정사업
다. 취약계층별 예방중심 구강질환 관리사업
라. 저소득층 노인 · 장애인 의치보철사업
마. 찾아가는 구강보건의료 서비스 제공사업
바. 공공 구강보건의료서비스 전달체계 확충사업
사. 구강보건 교육 · 홍보 사업
아. 국민구강건강실태조사 사업
자. 아동 · 청소년 치과주치의 제도 개발

만약 국가가 계획하는 사업들이 잘 실천되고 HP2020의 목표들이 잘 달성될 수 있다면 국민의 구강병으로 인한 고통은 사라질 것입니다. 하지만 국가가 제아무리 훌륭한 사업 계획을 세운다 해도 국민이 잘 이해하지 못하고 실천하지 않는다면 소용이 없습니다. 그러므로 국민에 대한 교육과 홍보사업이 무엇보다 우선되어야 하고 강화되어야 할 것입니다.

사례를 통해 보는 좋은 치과의 조건

이제 일본 몇몇 치과의 사례를 통해 좋은 치과란 어떤 것인가를 알아보도록 하겠습니다.

야마가타 현 사카다 시에서 1980년에 개업한 히요시 치과는 치과의사 12명, 치과위생사 21명, 치과조무사 7명, 치과기공사 5명, 접수직원 5명이라는 엄청난 규모를 자랑하고 있습니다. 야마가타 현의 사카다라는 지방에서 이 정도의 치과를 만들어냈다는 것은 '대단하다'는 말로는 표현이 부족합니다.

아마도 일본 치과 개업의로서 이 정도의 직원이 있는 곳은 없을 것입니다. 인력뿐만이 아니라 환자의 치아를 지키는 일에서도 일본 최고의 시설이라고 할 수 있습니다.

히요시 치과에서 시행하고 있는 '치아를 지키기 위한 대처법'은 명성이 높습니다. 구마타니 타카시 원장은 이 진료법으로 치과 의료의 선진국인 스웨덴의 마르메 대학에서 명예박사 칭호를 받았을 정도입니다.

히요시 치과에 근무하는 치과의사와 치과위생사는 매주 정기적인 모임을 갖고, 환자에 관한 진료 상황을 보고하고 진료 계획에 관한 회의를 합니다. 또한 한 달에 한 번 각각 스스로 테마를 발표하는 세미나도 갖고 있습니다. 그때는 자신의 데이터만이 아니라 해외의 논문까지 살펴본다고 합니다. 학회 발표와 똑같은 방법의 연구가 진행되는 것이지요. 이렇게 치과 안에서도 열심히 공부하지만, 미국을 비롯한 다른 나라에 유학을 가서 학위를 따거나 전문 지도를 익힌 후 돌아오는 사람도 있다고 합니다.

히요시 치과의 또 다른 특징은 충치나 치주질환 치료 때문에 방문하는 환자 외에 치아를 지키기 위해서 예방 차원에서 찾아오는 환자가 많다는 것입니다. 환자 중 65%가 자신의 치아로 평생을 살기 위해 검사를 받고 정기적인 구강관리를 위해 방문한다고 하니, 그만큼 예방의식이 높다고 할 수 있겠지요.

이런 환자들을 진찰하는 것은 21명의 치과위생사들입니다. 히요시 치과에서는 환자 한 사람, 한 사람에게 담당 치과위생사가 있습니다. 치과위생사는 자기 환자를 담당하는 것만으로도 '내 환자의 치아를 소중히 여겨야지'라고 생각하며 한층 일에 대한 보람을 느낀다고 합니다.

치과위생사는 치과 진료의 보조적 역할을 하는 게 아니라 환자의 건강상태를 유지시키고, 치료가 끝난 다음에도 다시 충치나 치주질환에 걸리지 않도록 지속적으로 관리하는 일을 합니다. 일본에서는 아직 치과위생사의 역할이 그저 치과의사의 진료 보조자에 그치는 경우가 많습니다. 하지만 히요시 치과에서는 치과 예방 처치, 보건 지도, 치과 진료 보조라는 치과위생사 본래의 역할을 모두 충실히 해내고 있습니다.

히요시 치과에서 실시하고 있는 구강검진은 환자의 건강상태를 유지하기 위한 조치입니다. 구강 질환이 전신의 병과 관련이 있다는 사실은 앞에서도 다양한 방법으로 설명했습니다. 예를 들어 당뇨병이 있으면 치주질환에 걸리기 쉽고, 일단 걸리면 진행도 빨라집니다. 최근에는 생활습관병에 걸려 약을 복용하는 사람도 늘어났는데, 약에 따라 타액이 잘 나오지 않는 부작용도 있습니다. 타액이 줄면 충치뿐만 아니라 치주질환에도 걸리기 쉽습니다. 담배도 치주질환의 원인이 됩니다.

제대로 된 구강검진이라면 충치나 치주질환만을 진단하는 것이 아니라 환자의 몸 상태를 알고 그에 따른 조언을 해야 합니다. 그것이 결과적으로 구강건강을 지키는 일과 연결될 테니까 말입니다.

예를 들어 타액이 잘 나오지 않는 환자에게는 먼저 잘 씹을 것을 권합니다. 씹는 행위로 타액의 분비를 촉진시키는 것이지요. 이러한 일들을 전문적으로는 위험요소 사정(risk assessment)이라고 합니다.

이렇게 환자에게 위험요소를 가르치고 지도하며, 바이오필름을 제거하기 위한 PMTC 등 전문가 관리를 통해 구강건강을 유지(maintenance)하는 것입니다. 바이오필름 제거에 PMTC를 빠뜨릴 수는 없습니다. 구마타니 원장은 "구강건강 유지를 위해 하는 PMTC는 예방이 아니라 치료다"라고 잘라 말합니다. 확실히 병의 전조를 발견하여 적절하게 대처하는 것은 치료의 일환입니다.

구강건강 유지를 위해 계속관리를 하는 환자는 특별한 일이 아니고는 거의 예약 취소를 하지 않는다고 합니다. 예약을 하고 그 시간에 맞춰서 진료를 받으러 온다는 것은 환자가 진료 시간이 얼마나 걸릴지를 파악할 수 있기에 가능합니다. 즉, 기다리는 시간도 적고 예상 시간에 맞춰 진료가 이루어진다는 증거입니다. 구강검진과 치료가 환자의 일이나 생활에 부담이 되지 않는다는 말이지요.

"정기적인 구강검진과 치료를 위해 병원을 찾는 환자들은 구강관리 자체를 즐기는 것 같습니다. 치아가 깨끗해지는 것은 정말 기분 좋은 일이지요"

구마타니 원장의 말입니다.

치아가 깨끗해지면 아주 청결한 느낌이 듭니다. 일주일에 한 번씩 목욕탕에 가는 것처럼, 한 번 경험하면 끊을 수가 없습니다.

구마타니 원장이 사카다에 개업한 33년 전, 야마가타 현 3세 아이들의 충치 발생률은 일본 전체에서 하위 3위였습니다. 개원 직후 구마타니 원장은 병원을 방문한 아이들의 입안을 보고 놀랐다고 합니다. 중증의 충치를 가지고 있는 아이들이 정말 많아서 이것은 치료만 해서는 안 될 일이라는 것을 통감했습니다. 그래서 초등학교 교사, 보호자 등 아동을 둘러싸고 있는 모든 사람을 통해 치아를 지키기 위한 교육활동을 시작했습니다.

물론 이런 일이 처음부터 순조롭게 진행된 것은 아닙니다. 하지만 구마타니 원장은 포기하지 않았고, 그의 끊임없는 노력 덕분에 지역 주민들의 생각이 조금씩 바뀌기 시작했습니다. 특히 초등학교 보건교사들이 호응을 하기 시작하자 아이들의 충치 발생률이 현저히 낮아졌습니다.

구마타니 원장이 두 번째로 주목한 그룹은 노인들이었습니다. 그는 동네 노인들을 대상으로 '평생 자기 이로 먹기 위한 교실'을 열었습니다. 이것은 아주 효과가 컸습니다. 틀니를 사용하는 것이 불편했던 할아버지와 할머니들은 "우리 귀여운 손자에게 이런 고생을 시킬 수는 없다"면서 손자들의 치아를 지키는 일에 앞장섰습니다.

2005년, 사카다 시의 초등학교 6학년 학생 중에 충치가 전혀 생기지 않은 어린이가 55%나 되었습니다. 치료한 적이 있는 치아 개수는 평균 0.81개로, 이 역시 상위 수준입니다. 전문적으로는 DMFT지수(우식경험 영구치 지수)라고 하는데요, D는 충치로 썩은 치아, M은 충치로 뺀 치아, F는 충치로 치료한 치아를 가리킵니다(T는 영구치입니다). 이것을 합한 치아가 1개 미만인 0.81개라는 것은 굉장한 숫자입니다. 30여 년의 세월이 걸리긴 했지만, 놀라운 DMFT지수를 달성한 것은 치아와 구강건강에 관한 지역민들의 의식이 크게 변화했음을 의미합니다.

지난 33년간 사카다 시 인구의 25%가 히요시 치과를 방문했다고 합니다. 사카다 시의 인구가 약 11만 명이니까 27,500명이나 됩니다. 실제 수는 더 많아서 1개월에 약 3,000명의 환자가 방문한다고 합니다. 3,000명이면 하루 평균 100명입니다. 이렇게 많은 환자가 병원에 온다면 치과의사 12명, 치과위생사가 21명이 근무하고 있어도 일손이 부족할 지경이겠지요.

물론 사카다 시에는 히요시 치과 외에 다른 치과들도 있습니다. 히요시 치과가 예방적 진료를 하는 덕분에 다른 치과에서도 비슷한 의료 서비스를 제공하게 되었다고 합니다. 이런 선의의 경쟁이 사카다 어린이들의 치아를 지켜준 것입니다.

치료보다 중요한 것은 정확한 진단

구마타니 원장이 하고 있는 치과 치료 현장을 들여다보겠습니다.

초진으로 병원에 오면 먼저 현재의 치아 상태를 사진으로 찍은 다음 엑스레이를 찍고, 치주질환 검사와 충치 검사를 합니다. 충치균의 수, DMFT지수, 타액의 양, 타액의 완충능(산성을 중화시키는 능력), 치태의 축적량을 조사하고 음식을 먹는 횟수, 불소 제품의 사용 상황 등을 묻습니다. 이런 것들은 환자의 치아 상태를 보다 정확하게 파악하기 위한 질문입니다.

치과에 가면 대부분 바로 치료를 해주지만 히요시 치과에서는 치아나 구강상태가 비위생적이면 치료를 시작하지 않습니다. 치료 전에 치태 등을 제거하는 관리가 필요하다고 판단되면 그 부분이 먼저입니다.

구마타니 원장은 "치아를 오염된 채로 내버려둔다면 어떤 치료를 해도 좋아지지 않는다"고 잘라 말합니다. 오염을 제거하고, 불소를 바르고, 치태를 제거하고, 와타나베법(Toothpick Method)으로 이 닦기 등 전문가 치면세균막 관리를 하는 일로 치아는 좋아집니다(와타나베법에 대해서는 뒤에서 다시 자세히 설명하도록 하겠습니다). 치료는 그 다음에 하는 겁니다.

히요시 치과에 가면 가장 먼저 환자의 치아 상태를 사진으로 찍습니다. 문제가 있는 곳을 정확하게 보여주고, 먼저 그곳을 깨끗하게 만들지 않으면 치료할 수 없다고 환자에게 설명하기 위한 것입니다. 또한 치료를 통해 좋아지는 과정을 보여주면 환자도 자신의 노력을 자각할 수 있습니다. 지금은 디지털 카메라가 있어 편리하지만 예전에는 매월 들어가는 사진 현상비도 만만치 않았다고 합니다.

히요시 치과에는 그곳을 다녀간 모든 환자의 기록이 남아 있습니다. 10년 전에 방문했던 환자의 기록도 바로 꺼내줄 만큼 환자들의 진료기록을 철저하게 관리하고 있습니다. 이런 점도 환자들의 신뢰를 받는 이유 중 하나이겠지요.

치료는 모두 1인실에서 이루어집니다. 환자를 반듯하게 눕힐 수 있는 치료용 침대가 한가운데 놓여 있고, 작업 테이블과 엑스레이 촬영장치가 있습니다. 모든 진료실에는 납이 들어 있는 벽이 설치되어 있어서 따로 방사선실에 갈 필요 없이 바로 촬영할 수 있습니다.

또한 모든 진료실에는 현미경이 있어서 육안으로 볼 수 없는 부위의 치료도 바로바로 가능합니다. 충치가 치아 뿌리에 살고 있는 경우에는 그 병소를 완벽하게 제거해야 하는데, 눈에 보이는 부위가 아니다 보니 어려움이 있습니다. 바로 이때 현미경을 사용하면 치아 뿌리의 안을 들여다보면서 치료할 수 있습니다. 현미경이 없으면 치과의사가 손으로 더듬어서 치료를 해야 합니다. 그러면 병소를 완벽하게 제거하지 못해서 치아 뿌리에서 충치가 재발하는 일도 꽤 있습니다.

1인실은 다른 환자의 세균이나 바이러스로부터 환자를 보호하기 위해서도 꼭 필요합니다. 충치 치료에 자주 사용되는 삭제기구(터빈, turbine)은 고속 회전을 하기 때문에 혈액이나 침을 주위에 흩뿌릴 수 있으므로 공기 중에 세균이나 바이러스가 날아다닐 위험이 있습니다. 구마타니 원장이 "치과 치료에는 프라이버시 보호라는 측면도 있기 때문에 1인실은 꼭 필요하다"고 말하는 데는 이런 속뜻도 있었던 것이지요.

그리고 무엇보다 치료 기구에는 멸균이 필요한데, 히요시 치과에서는 치료기구가 멸균상태로 보관되는 멸균실이 따로 있습니다. 충치도 치주질환도 세균이 원인이 되어 일어나므로 2차 감염을 일으키지 않기 위해서도 멸균은 필수입니다.

이렇게 얘기하니 치료비가 엄청 비쌀 것 같은 느낌이 드시지요? 하지만 히요시 치과에서 이루어지는 진료와 치료는 96% 보험 적용 안에서 이루어집니다. 보험 적용 대상이 아닌 구강사진 촬영이나 검사에 관해서는 아예 비용을 받지 않습니다.

개원 초기 입안의 사진만이 아니라 모든 환자의 치아 엑스레이를 찍고 치태를 제거하는 방식 때문에 건강보험공단에서 심사를 나와 고생을 하기도 했다고 합니다. 필요 이상으로 치료를 하고 보험 청구를 하는 것이 아닌지 의심한 것이지요. 히요시 치과는 후생성의 까다로운 심사를 받아야 했습니다. 하지만 결국은 그들도 구마타니 원장의 방침을 인정하고 돌아갔다고 합니다.

사진과 검사는 진단을 위해 꼭 필요한 일입니다. 이런 것들이 건강보험에 적용된다면 구강건강에 대한 의식은 크게 발전할 것입니다. 더구나 이제 충치나 치주질환의 원인이 바이오필름에 있다는 사실을 알게 되었으므로, 그 제거에 빠질 수 없는 전문가 치면세균막 관리도, 나아가 위험요소 사정도 건강보험의 대상이 되기를 바라는 마음입니다. 구강건강을 지키는 일이 몸의 건강을 지키는 일로 이어지기 때문입니다.

충치나 치주질환의 예방은 당뇨병이나 동맥경화 같은 내과 질환 예방으로 이어집니다. 적어도 예방 치료가 확실히 가능한 치과 의료가 건강보험의 대상이 되면 결과적으로 의료 관련 사회적 비용도 줄어들 것입니다.

치과의사 못지않게 중요한 치과위생사

구강병 예방 처치는 치과위생사가 중심이 되어 진행됩니다. 시가현 하가시오미에서 이다 치과를 운영하고 있는 이다 료 원장은 치과위생사의 역할이 아주 중요하다고 강조합니다. 이다 원장은 치과위생사인 노무과 히로미와 함께 2001년부터 예방치의학을 실천해 온 매우 적극적인 사람입니다.

이다 치과에서는 치과위생사가 치과의사를 대상으로 한 강의나 연수에 적극적으로 참여하도록 해서 책임감을 가지고 일에 임하도록 격려하고 있습니다. 또한 복리후생에 신경을 써서 병원에서 치과위생사를 소중히 여기고 있다는 표현을 적극적으로 하고 있습니다. 이는 치과의사가 치과위생사의 일과 그 중요성을 충분히 이해하고 있다는 반증입니다.

실제로 좋은 치과를 선택할 때 포인트 중 하나는 치과위생사가 자신의 역할을 제대로 하고 있는가 하는 것입니다. 그런 의미에서 치과 위생사의 일을 소개해 보겠습니다.

① 치과 예방 처치 : 충치나 치주질환 등을 예방하기 위하여 약물을 바르거나 구강 위생관리를 시작으로 하는 예방 처치를 한다.
② 구강 보건 지도 : 칫솔질 방법을 지도하고 치아와 구강건강을 위하여 생활습관이나 식생활에 대해서 상담과 지도를 한다.
③ 치과 진료 협조 : 환자가 쾌적하고 안전하게 치과 진료를 받을 수 있도록 치과의사를 협조하여 기구의 준비, 소독, 관리를 한다.

치과위생사로서의 경험이 쌓일수록 치아를 지키는 일(예방치의학)과 구강 보건 지도 일에 보람을 느끼게 됩니다. 환자의 치아 상태가 호전되는 것을 실제로 자신의 눈으로 확인할 수 있기 때문에 자신감도 붙고 일에 보람도 느끼는 것입니다.

그러나 아직은 치과위생사가 치과의사의 협조적 역할에 그치는 일만 하는 치과병원이 많습니다. 치과위생사가 본연의 업무에 충실할 수 있게 해주는 치과가 있다면 일단은 믿고 다닐 수 있는 수 있는 치과 후보에 올려도 좋습니다.

실제로 치과의사는 치료를 하는 사람이고, 환자의 구강건강을 상담, 관리하고 예방 처치를 일러주는 사람은 치과위생사입니다. 선진국의 경우, 치과의사가 운영하는 치과병원 외에 치과위생사가 독립

적으로 운영하는 치위생센터가 따로 있을 정도입니다. 자신의 치아를 지키기 위해서는 치과위생사와 친하게 지내며 수시로 상담을 하는 것이 좋습니다.

치아 상태와 치과 진료기록을 기억하라

　나가노 현 미나미사쿠 군 미나미마치 촌 노베야마에서 치과를 개원하고 있는 아마카와 아키라 원장은 야츠가다케의 주봉우리인 아카다케가 잘 보이는 곳에 위치한 야츠가다케 치과의 원장입니다.
　노베야마는 JR 전철역 중에서 가장 높은 지점의 고지로, 겨울이 되면 기온이 영하 25도 이하로 떨어지는 일도 있어서 본토에서는 가장 추운 곳이라고 일컬어지는 곳입니다. 양상추와 양배추 등 고랭지채소의 산지로도 유명한 곳이지만 아마카와 원장이 개원하기 전까지는 치과가 없는 마을이었습니다.
　아마카와 원장은 25년 전에 노베야마에 왔습니다. 벌써 10년 이상 지난 일이긴 하지만 아마카와 원장은 앞서 소개한 사카다의 구마타니 원장에게 예방치과에 관한 강의를 들었다고 합니다. 당시에도 예방치과에 관심을 갖고 진료를 하고 있었지만 구마타니 원장에게 기록을 남기는 등 구체적인 실천방법을 배웠다고 합니다.

구마타니 원장이 고안한 '치주질환과 충치 관리 파일'이라는 노트가 있습니다. 여기에는 초진 때 받은 검사에서 충치균의 양이 어느 정도였는지, 타액의 양은 적정한지, 그리고 치료를 받은 치아의 개수와 검사기록 등과 더불어 병원에서 받은 치료 내용 일체가 기입되어 있습니다. 검사 때마다 칫솔질을 하고 남은 찌꺼기가 얼마나 있었는지 모든 치아별로 기록되어 있어서 자신의 치아 관리 상황을 객관적으로 확인할 수도 있습니다. 치아와 잇몸 사이에 생기는 포켓의 깊이도 치아별로 기입되어 있어 치주질환도 체크할 수 있습니다. 또한 칫솔질을 할 때 주의할 포인트도 기입되어 있습니다.

이 파일을 보면 자신의 치아 상태를 아주 자세히 알 수 있습니다. 만약 다른 치과에 가게 되더라도 이 파일만 있으면 지금까지의 치료 내용과 현재의 치아 상태를 일목요연하게 전달할 수 있습니다.

야츠가다케 치과에서는 정기적인 구강검진과 예방을 위하여 병원에 온 모든 환자가 이 파일을 가지고 옵니다. 치료를 받을 때마다 파일을 제출하면 돌아갈 때 치료 내용과 검사 데이터를 기입하여 돌려줍니다. 그러면 환자 스스로 파일을 보면서 지난번의 구강건강 유지를 위한 계속관리 시기가 언제쯤이고 언제쯤 다시 가야 할지도 스스로 판단할 수 있게 됩니다. 보통의 경우, 치료의 전 과정을 치과의사에게만 맡겨두는 것과 달리 환자 스스로 자신의 검진과 치료 기록을 확인, 관리할 수 있게 되는 것입니다.

잘못된 신경치료가 치아의 죽음 부른다

아마카와 원장이 노베야마에 처음 왔을 즈음, 이 지역은 고랭지채소의 수확이 많아지면서 조금씩 생활이 풍요로워지고 있었습니다. 그러나 주민들의 치아에 대한 의식은 낮아서 칫솔을 1년에 한 번 정도밖에 바꾸지 않았고 칫솔질에도 크게 신경을 쓰지 않았습니다. 아마카와 원장이 칫솔질의 중요성을 하도 강조하다 보니 주민들이 그를 '양치교(敎) 교주'라고까지 불렀다고 합니다.

"저 치과의사는 치료 받으러 가도 바로 고쳐주질 않아. 칫솔질을 잘하네 못하네 하면서 잔소리만 하지" 하는 소리까지 들었다고 합니다. 그래도 아마카와 원장의 목소리를 따르는 사람이 조금씩 늘어나기 시작했습니다. 아마카와 원장은 자신의 생각을 이해하고 받아들이는 사람을 조금씩 늘려가는 방법으로 주민들을 설득하며 악전고투했습니다.

미나미마치의 인구는 약 3,200명입니다. 현재 1,000명 이상이 계속관리를 받고 있다고 하니, 주민의 약 40%에게는 아마카와 원장이 말하는 예방치과의 중요성이 전해진 것이지요.

아마카와 원장은 예방치과에서 멈추지 않았습니다. 이번에는 치근파절이라는 증상에 도전했습니다. 치근파절이란 치아 뿌리 부분에 균열이 생기는 현상입니다. 치근파절은 대부분 신경이 없는 치아에 생기는데, 딱딱한 것을 씹거나 이갈이, 무거운 물건을 들기 위해 이를 악물 때 생깁니다.

신경이 없는 치아란 치수(齒髓)라고 불리는 부분을 잘라낸 치아를 말합니다. 치수는 치강(齒腔) 속에 가득 차 있는 부드럽고 연한 조직으로, 치아에 영양을 공급합니다. 또한 혈관과 신경이 많이 분포되어 있어서 감각이 예민합니다.

치아가 욱신욱신 쑤셔서 치과에 가면 "신경까지 충치가 파고들었으니 신경치료를 합시다"라는 이야길 듣는데, 이것이 바로 예민한 치수 조직을 제거하자는 뜻입니다. 그러나 치수를 제거해 버리면 치아에는 영양이 공급되지 않아 치아 자체가 약해집니다. 딱딱한 것을 씹기만 해도 균열이 생길 수 있습니다.

물론 신경이 있는 치아라도 세게 악물면 파절될 수 있습니다. 치아의 물림이 좋고 빠진 이가 적은 사람이라도 40세 이후에 딱딱한 것을 씹거나 이를 악무는 습관이 있으면 파절될 수 있습니다.

저는 충치도 하나 없고, 치아에는 자신이 있었습니다. 그런데 어느 날부턴가 왼쪽 위어금니에 불편감이 느껴졌습니다. 며칠 동안 그 느낌이 가시지 않아 진찰을 받았더니 치관파절된 것이 뿌리까지 가는 바람에 치근파절이 되었다고 합니다. 어금니라서 파절된 치아의 뿌리 부분과 치관부를 제거하고 앞의 치아를 이용하여 브리지를 했습니다. 치아를 뽑고 앞뒤 치아에 연결하는 완전한 브리지는 아니지만 뿌리가 일부분 남아 있어서 그 정도면 된다고 했습니다.

치근파절이 무서운 것은 금이 간 부분으로 세균이 침투할 수 있기 때문입니다. 그렇게 되면 치주병균 같은 세균이 치아를 지탱하고 있는 치조골까지 침투해 들어오는 것은 시간문제입니다. 결국 치아가 흔들려서 뺄 수밖에 없는 지경에 이릅니다.

어쩌면 세균은 원래 뿌리 부분에 있었던 것인지도 모릅니다. 충치 때문에 신경을 제거해야만 했을 때 거기에 살고 있던 충치균까지 제대로 제거했으면 좋았을 텐데 그게 쉬운 일이 아닌 것이죠. 치아 뿌리 부분에 작은 도구를 넣어서 충치균에게 침범 당한 부분을 제거해야 하는데, 눈으로는 잘 보이지 않기 때문에 손으로 더듬으며 제거하니 아무래도 세균을 완전히 제거하기는 어렵습니다. 세균이 있는 곳에 금이 가면 세균은 치아의 뿌리 쪽에서 밖으로 나옵니다. 치아 뿌리를 지탱하고 있던 치조골도 침범당합니다. 치근파절의 가장 큰 문제가 바로 이것입니다.

치근파절이 되어 치조골이 후퇴하고 치아가 흔들리면 치료가 어려워져서 결국엔 뽑을 수밖에 없습니다. '치아의 죽음'입니다.

예방치과 덕분에 충치나 치주질환으로 치아를 잃는 사람은 적어졌습니다. 이제 치근파절이라는 어렵지만 중요한 숙제에 도전할 때입니다. 아마카와 원장 같은 사람이 선구자가 되어 우리를 이끌어줄 것으로 기대합니다.

8020 추진재단의 조사에 의하면, 발치 원인의 제1위는 치주질환, 제2위는 충치, 그리고 제3위가 치근파절이라고 합니다. 예방치과가 보급되어 있는 스웨덴에서는 치근파절이 제1위에 올라 있다고 합니다. 충치나 치주질환은 PMTC 등을 이용하여 충치균을 제거하면 확실히 막을 수 있지만 아직까지 치근파절로부터 치아를 지키는 확실한 방법은 없었습니다.

야츠가다케 치과의 대합실 게시판에는 가나자와 대학 부속병원 원장을 지낸 가와사키 카즈오의 '의학을 선택한 그대에게 묻는다'라는 신문 칼럼이 붙어 있습니다. 거기에는 의학을 마음에 둔 사람의 책임이 쓰여 있습니다.

"의학을 선택한 것은 자신의 책임이다. 그대는 사람들 앞에서 당당하게 의학을 선택한 이유를 말할 수 있는가? 봉사와 희생의 정신은 있는가? 의사의 지식 부족은 용서받지 못한다. 마지막으로 그대에게 바란다. 의사의 기쁨에는 두 가지가 있다. 하나는 자신의 의료에 의해 건강을 회복한 환자를 바라보는 기쁨, 또 하나는 세상을 위해, 사람을 위해 도움이 되는 의학적 발견의 기쁨이다."

 이 글에는 의학과 의료가 무엇인지, 의사가 가져야 할 마음가짐은 어떤 것인지, 그리고 후배들이 의사라는 직업을 선택한 것에 자부심을 갖기를 바라는 마음까지 잘 드러나 있습니다.
 아마카와 원장은 작은 지방도시에 살아도 새로운 발견은 할 수 있고, 사람은 장소에 좌우되지 않는다고 말합니다. 사카다의 구마타니 원장, 히가시오미의 이다 원장, 노베야마의 아마카와 원장 모두 좋은 치과의사가 무엇인지 자신의 진료를 통해 직접 보여주고 있는 분들입니다.

충치와 치주질환은 만성 감염질환이다

 쓰무비 대학의 하나다 교수를 만난 것은 그가 국립감염증연구소의 구강연구부장으로 있을 때였습니다. 그 당시 하나다 부장은 감염증인 충치나 치주질환을 어떻게 하면 막을 수 있을지 연구하고 있었습니다. 조교수로 있던 이와테 치과대학에서 국립감염증연구소의 치과 연구부문으로 옮긴 것은 미국에서 충치균 유전자 연구로 충치균이 바이오필름을 만들 때 나오는 효소의 유전자를 발견했기 때문입니다.
 충치나 치주질환은 세균으로 인해 일어나는데 이 세균은 입안에 계속 살면서 악영향을 끼칩니다. 세균과 바이러스에 의해 일어나는 병을 감염증이라고 합니다. 이중 급격하게 몸속에서 증식하고 증상이 나타나는 것이 인플루엔자로 대표되는 급성감염증입니다.
 한편 간염 바이러스나 에이즈 바이러스는 간염이나 HIV 감염증을 바로 발병시키지 않습니다. 몸속에서 서서히 늘어가서 결국 장애를 일으킵니다. 이처럼 지속적인 감염 상태가 계속되는 감염증을 만성감염증이라고 부릅니다. 그렇게 따져보니 충치나 치주질환은 만성감염증입니다. 급성감염증과 만성감염증은 그 대응부터 달라야 합니다.

만성감염증은 생활습관과 관계되는 것들이 많아서 세균이나 바이러스에 대처하는 방법과 함께 생활습관의 개선도 요구됩니다. 그러나 일본의 의학 분야에서는 만성감염증에 대한 연구와 지도가 그다지 앞서 있지 않습니다. 생활습관을 어떻게 해야 좋을지, 감염되어 있는 세균이나 바이러스에는 어떤 주의가 필요한지, 그것을 정확히 전하는 일도 별로 하지 않습니다.

치과만 봐도 그렇습니다. 당시 국립감염증연구소 소장이 하나다 부장에게 "충치나 치주질환이 세균으로 인해 생기는데, 치과의사가 세균에 대한 처치는 하고 있나?" 하고 물었습니다. 그러나 충치균 연구를 하고 그 제균법도 발견했으나 그것을 도입하는 치과가 별로 없었습니다. 예방치과의 중요성을 인식하고 있는 치과의사는 다르겠지만 '갈고 메우고'를 반복하는 치과의사가 세균의 처치까지 생각할 것 같지는 않습니다. 그러니 생활습관까지 지도하려고 나서는 치과의사는 거의 없다고 봐야겠지요.

물론 환자가 해야만 하는 일도 있습니다. 칫솔질을 포함한 가정에서의 구강관리가 그것입니다. 여기에 PMTC나 와타나베 칫솔질 같은 같은 전문가에 의한 구강환경 관리를 더하면 확실하게 치아를 지킬 수 있습니다.

그리고 치과의사가 해야 할 일이 하나 더 있는데, 바로 식사 지도입니다. 치과의사의 수가 많다는 지적도 있지만 지금까지는 없었던 '병의 예방'이라는 치료 분야를 확장하면 지금보다 훨씬 더 많은 치과의사가 필요해질 것입니다.

사카다의 구마타니 원장 얘기로는, 미국이나 스웨덴에서는 치과의사가 되고 싶다는 젊은이가 늘어나고 있다고 합니다. 그들은 이렇게 말합니다.

"입안을 통해 몸 전체를 볼 수 있습니다. 그리고 내가 하는 일이 사람들을 건강하게 만듭니다."

내과나 외과보다도 치과가 사람들의 건강에 깊이 관여한다는 의미입니다. 더구나 치과의사는 그것을 눈앞에서 바로 실감할 수 있다는 뜻이지요.

좋은 치과의사를 선택하는 방법

지금까지 제가 존경하는 치과의사들을 소개해드렸습니다. 이제 어떤 치과의사에게 진료를 받아야 좋을지 감이 오십니까?

앞에서 "내 나이 80살이 되어도 20개의 치아를 유지하고 싶으니까" 하고 치과를 방문했던 남자의 이야기를 했던 것, 기억하십니까? 텔레비전 방송국의 디렉터였던 그는 현역 디렉터 시절에 건강 프로그램을 만든 적이 있어서 치과에 관한 여러 자료를 읽었고 당시 첨단을 달리는 치과 의료의 현장 취재도 했습니다.

그가 치아에 관심을 가지게 된 데는 이런 배경도 있지만 디렉터로서 "나는 아름다운 여배우들을 만날 일도 많은데 그럴 때 치아가 더럽거나 입 냄새가 나면 실례잖소" 하고 농담 섞인 얘기를 하기도 했습니다.

그가 자기의 치아를 지키고 싶다고 한 데는 또 하나 큰 이유가 있었습니다. 100살까지 살기 위함입니다. 100살이라고 하면 먼 얘기 같지만 초고령 사회인 지금, 그렇게 어려운 일도 아닙니다. 주변을 둘러보면 건강한 80세, 90세의 노인들이 제법 많습니다.

그는 현재 일흔여섯 살이지만, 지금도 지역 FM국에서 행정, 치료, 복지 등에 관하여 취재를 하고 인터뷰를 하는 등 열정적으로 활동하고 있습니다. 그래서인지 세상의 움직임에 아주 민감하여 100살이 되었을 때 세상이 어떻게 달라져 있는지 자신의 눈으로 확인하고 싶다고 합니다. 그러기 위해서 80세가 되어도 최소한 20개의 치아는 남기고 싶다는 것입니다. 이 사람은 이미 손상되어 치료를 받은 치아도 있지만 아직 23개의 치아가 남아 있기 때문에 이 상태를 유지하고 싶다고 합니다.

그는 자신의 기대에 부응해 줄 치과의사를 찾았지만 그의 소망을 이해해주는 치과의사는 좀처럼 만나지 못했습니다. 어쩌다 알게 된 사람의 부인이 치과위생사였는데, 그분을 통해 지금 다니는 치과의사를 만나게 되었다고 합니다.

또 한 명, 체조교실에서 상담실을 맡고 있는 49세의 여성이 치과의사를 찾고 있었습니다. 고객 상담을 담당하는 사람들의 이미지는 무엇보다 미소 띤 얼굴입니다. 미소 띤 얼굴의 포인트라고 하면 당연히 하얗고 고른 치아입니다. 하얀 치아를 유지하기 위해서는 무엇보다 치아 자체가 건강해야 합니다. 게다가 나이도 40대 후반에 이르니 치주질환이 신경 쓰이기 시작했습니다.

그녀는 직장에서 가까운 치과에 갔습니다. 하지만 환자가 너무 많아서 천천히 상담할 분위기가 아니었습니다. '여기에서는 치주질환 상담은 못하겠구나' 싶었던 그녀는 인터넷을 이용해서 치주질환 치료를 전문으로 하는 치과의사를 찾기 시작했습니다. 치료를 받는 도중 그녀는 기왕에 시간과 돈을 투자해서 치료하는 것이니 가급적 자기 치아를 유지하고 싶다는 생각을 하기 시작했습니다. 그래서 칫솔질도 더 열심히 하게 되었다고 합니다.

치과의사를 찾을 때 보통은 주변 사람들에게 물어보거나 인터넷을 찾아봅니다. 또는 단지 아는 사람이라는 이유만으로 치과를 선택하기도 합니다. 하지만 좋은 치과의사를 만나기는 좀처럼 쉽지 않습니다. 이런 분들을 위해 좋은 치과의사를 선택하는 포인트를 정리해서 소개해 드립니다. 치과를 찾을 때, 지금 다니고 있는 치과가 만족스럽지 않을 때 찬찬히 생각해 보시기 바랍니다.

① 환자의 이야기를 듣는 자세가 되어 있는가?

체조교실의 고객 상담 담당자는 치아를 전면적으로 진단해 보기 위해 근처에서도 평판이 좋은 치과를 찾아갔습니다. 그런데 환자가 많아서 병원이 혼잡하고 치과의사도 바쁜 것 같아 제대로 이야기를 나눌 수 없었다고 합니다. 결국 다른 치과의원을 찾아야 했습니다.

평판이 좋고 환자가 많은 것은 신뢰감을 주지만 무엇보다 환자의 이야기를 제대로 들어주는 치과의사가 아니라면 자기의 치아를 유지하는 데 도움을 받을 수 없습니다.

② **치과위생사가 본연의 자기 업무를 하고 있는가?**

치과위생사의 일은 치과 예방 처치, 구강보건 지도, 치과 진료 협조 등인데, 이중 특히 중요한 것은 치과 예방 처치입니다. 충치와 치주질환이 바이오필름을 통한 감염증이라는 사실을 알게 된 지금, 전문가에 의한 좀 더 철저한 구강위생 관리인 전문가 치면세균막 관리나 칫솔질 지도는 꼭 필요한 일이 되었습니다.

와타나베 칫솔질을 포함한 구강위생 관리는 치위생학과에서는 필수과목입니다. 그러므로 치과위생사라면 누구나 전문가 치면세균막 관리를 할 수 있습니다. 치과위생사에게 전문가 치면세균막 관리를 맡기는 치과를 찾으시기 바랍니다.

③ **치료 계획을 알려주는가?**

제대로 된 치과의사라면 앞으로 어떤 치료를 할 것인가에 대해 환자에게 정확하게 알려주어야 합니다. 아무런 설명도 없이 다짜고짜 입을 벌리게 하고 입안에 기구부터 집어넣는다면 다시 한 번 생각해 보아야 합니다. 진료 내용과 치료 과정도 설명해주지 않는 치과에 자신의 치아를 맡겨서는 안 됩니다. 환자라면 누구나 자신이 어떤 치료를 받게 될지, 그 치료의 결과가 어떻게 될지를 상세하게 알아야 합니다.

앞에서 제가 치관파절이 진행되어 치근파절이 된 이야기를 했습니다. 그때 가까운 치과에서 파절된 치근과 치관을 제거하고 거기에 크라운을 씌웠습니다. 치료가 끝나고 씌운 크라운이 어느 정도 갈지 물어보자 정확한 기간은 가르쳐주지 않고 이렇게 말하는 것이었습니다. "언젠가는 부서집니다." 그 얘기를 들은 내가 "그럼 정기적으로 진료를 받으러 와도 될까요?" 하고 물었지만 별다른 대답을 하지 않았습니다.

야츠가다케 치과에서 치근파절을 봐주겠다고 하여 지금은 아마카와 원장에게 진료를 받고 있습니다. 치아에 넣은 보철물을 유지하기 위해서도 정기검진은 필요하다고 합니다. 맨 처음에 진료 받은 치과에서는 정기적으로 진료를 하자는 말이 없었는데 그 말만 믿고 무심하게 시간을 흘려보냈다가는 낭패를 볼 수도 있었을 거라고 생각하니 아찔합니다.

④ 정기검진을 하는가?

도쿄에 있을 때 다니던 치과에서는 6개월이 지나자 정기검진을 알리는 엽서가 날아왔습니다. 이런 엽서는 광고용이기 때문에 말려들지 말라는 지적도 있지만 충치나 치주질환이 바이오필름을 통한 감염증이란 것을 알게 된 이상 정기검진을 소홀히 할 수는 없습니다. 바이오필름 제거에는 전문가 치면세균막 관리 등의 전문적인 처치가 필요하기 때문입니다. 요즘은 휴대폰 메시지로 하루 전에 예약 시간을 알려주는 곳도 많습니다.

'치주질환과 충치 관리 파일' 같은 진료기록 카드를 환자에게 직접 주면 다음번 병원에 올 날짜와 치료 내용이 기입되어 있으므로 그것을 보면 됩니다. 그렇지만 아무래도 연락이 없으면 정기검진 날짜는 잊어버리기 쉽습니다. 좀 귀찮을 수도 있지만 정기검진에 적극적으로 대응하는 치과가 좋은 치과라고 할 수 있습니다.

⑤ **사전검사를 하고 있는가?**

입안의 상태를 정확하게 검사할 필요가 있습니다. 충치균이나 치주병균이 어느 정도 있는가에 따라 예방처치의 방법을 선택할 수 있습니다. 또한 타액의 양이나 완충능 검사로도 알 수 있습니다.

지금까지 치과의 세계에서는 사전검사라고 해봐야 치아의 상태를 살펴보는 엑스레이 정도가 전부였습니다. 그러나 입안 전체의 상태를 알지 못하면 근본적인 치료도 할 수 없습니다. 그 때문에 검사가 필요한 것입니다. 특히 세균검사가 중요합니다. 최근에는 세균검사를 하는 검사 전문회사도 늘어나고 있다고 들었습니다. 검사하는 세균의 종류 등에 따라 가격도 달라지는데, 보험이 되지 않아 부담은 되지만 검사는 꼭 받는 것이 좋습니다.

⑥ **1인 치료실이 있는가?**

터빈은 치과 치료에 꼭 필요한 도구입니다. 터빈을 사용하지 않을 때라도 침이나 혈액이 튈 가능성이 있으므로 치료는 기본적으로 1인실에서 이루어지는 것이 좋습니다. 치료 내용에 따라 다인실과 1인실로 나누어도 되지만 가능하다면 전부 1인실인 편이 좋습니다. 다인실인 경우에는 공기오염 예방을 위해 노력하는 치과가 좋습니다.

기구 종류는 당연히 멸균된 것이겠지만 치료실이 복잡하고 지저분하다면 주의해야 합니다. 치과에만 해당되는 것은 아니지만 진료실은 무조건 청결해야 합니다.

⑦ 기록이 제대로 보관되어 있는가?

예방치과에서는 기록관리가 매우 중요합니다. 치료를 받거나 시간이 흐르면서 환자의 상태가 어떻게 달라지고 있는지 중간 중간 확인하는 과정이 필요하기 때문입니다. 오랜만에 다시 치료를 받으러 가더라도 바로 과거의 기록을 확인하고 과거와 비교하며 진료할 수 있는 치과가 좋은 치과라고 할 수 있습니다.

인폼드 컨센트

치과에서도 인폼드 컨센트(informed consent 의사가 환자에게 진료의 목적, 내용을 충분히 설명하여 납득시킨 다음 치료하는 일)가 실시되어야 합니다. 치료는 무엇을 목표로 하는가, 보철이나 의치의 내구성은 어느 정도인가, 보기에는 어떤 느낌인가, 비용은 얼마나 들며 치료 기간은 어느 정도 걸리는가 등을 환자에게 제대로 알려주어야 합니다. 치료법은 어떤 기준으로 선택하는지, 다른 치료법과의 차이는 무엇인지, 장점과 단점은 무엇인지 정확하게 알려주어야 합니다.

단순히 충치만 치료할 거라면 이런 설명은 필요 없을지도 모릅니다. 그러나 충치의 경우라도 어떤 치료를 할 것인지, 그 기간이 얼마나 걸리는지, 치료가 끝나면 어떻게 해야 하는지 같은 치료의 공정을 확실하게 알아야 합니다. 모든 치료가 내 입안에서 이루어지는 일인데, 정확히 알지도 못한 채 입만 벌리고 누워 있어서는 안 되니까요.

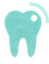
치과에서 질문하는 것을 주저하지 마라

치과에 온 환자들은 치과의사 앞에서 입을 벌리고 누워 있습니다. 게다가 대부분의 치료에서 환자는 입 주변을 제외한 다른 곳은 천으로 가려야 합니다. 당연히 말을 할 수 없죠. 그러니 궁금한 것이 있다면 치료를 시작하기 전에 질문을 해야 합니다.

그런데 환자들은 의사를 어려워하는 경향이 있습니다. 이런 걸 물어봐도 될까, 다른 환자도 있는데, 바쁜 것 같은데, 하는 마음에 주저하게 됩니다. 치과의사 중에는 붙임성이 없어서 말을 거는 것조차도 꺼리는 사람도 있습니다.

그러나 자신의 치아로 평생 살기 위해서는 칫솔질만으로 부족합니다. 치과의사나 치과위생사의 도움이 꼭 필요합니다. 그러므로 마음을 단단히 먹고 상담해야 합니다. 접수할 때 자신의 요구사항을 전달하고 전문가의 일정을 파악하여 면담 시간을 내달라고 하십시오.

시간이 맞지 않아 다시 방문을 해야 할 수도 있고 기다려야 할 수도 있습니다. 그렇다고 해서 주저하면 안 됩니다. 자신의 치아로 평생 살아갈 수 있을지의 여부가 걸린 문제입니다. 자신의 치아로 평생 살 수 있는 방법이 있는지, 이 치과에서 어떤 방법으로 도와줄 수 있는지 당당하게 질문하고 요구하시기 바랍니다. 그런 질문을 귀찮아 하거나 제대로 대답하지 못하는 치과라면 환자의 건강보다는 다른 것에 더 관심이 있는 곳일 수도 있습니다. 그런 곳에서는 과감하게 진료를 중단하고 나오는 편이 낫습니다.

치아 사이에 남아 있는 오염 물질 검사를 통해 잘못된 칫솔질 방법을 개선합니다. 그렇게 가정과 치과에서 지속적으로 치아 관리를 해나가면 죽을 때까지 자신의 치아로 건강하게 씹고 말할 수 있습니다. 또 이렇게 정기적으로 치과에 가서 치아의 오염 상태를 자신의 눈으로 확인하면 칫솔질의 중요성을 느끼게 되어 게으름 피우지 않고 더 공들여 치아를 닦게 됩니다.

몸은 건강검진으로 체크하면서 치아의 건강검진은 왜 하지 않는 것일까요? 치아의 건강검진은 아주 중요합니다. 충치나 치주질환만이 아니라 이것이 원인이 되어 일어나는 여러 질병을 막을 수 있기 때문입니다. 예방치과는 전신예방의학이라고 해도 과언이 아닙니다.

평생을 자신의 치아로 살기 위해서는 치과의사와 치과위생사의 협력이 필요합니다. 물론 치과의사에게 주문만 할 것이 아니라 우리 스스로도 노력해야 합니다. 다만, 치과 쪽에서 신경을 좀 더 써주었으면 하고 바라는 것이지요.

제가 아는 치과의사는 모두 어려운 상황에 굴하지 않고 스스로의 미션을 가지고 싸우고 있습니다. 예방치과는 건강보험에 적용되기 어렵다는 것을 알면서도 어떻게든 예방치과를 정착시키려고 노력하고 있습니다.

충치나 치주질환은 막을 수 있는 병입니다. 이제 충치나 치주질환이 생겨도 제대로 된 치료를 받고 계속관리를 받는다면 더 이상 치아를 잃는 일 없이 평생 자신의 치아로 살아갈 수 있습니다. 먹는 일은 살아가는 일입니다. 입안이 건강해야 먹을 수 있고 살아갈 수 있습니다. 우리 몸을 건강하게 유지하기 위해서 입안부터 청결해야 합니다.

저는 정기적으로 계속관리를 받고 있는데, 제 치아를 체크해 주는 치과위생사는 제 치아 사이에 낀 음식물 찌꺼기가 점점 적어지고 있다고 기뻐하면서 그래프를 보여주곤 합니다. 그녀의 웃는 얼굴은 '잘하고 계시네요!'라는 사인인 것입니다. 그녀의 웃는 얼굴을 보면 저 또한 '게으름 피우지 말고 잘 관리해야지' 하는 마음이 듭니다.

일방적으로 치과의사나 치과위생사에게 바라기만 하는 것이 아니라 서로 노력하는 것이 중요합니다. 함께 노력하며 나아가는, 그야말로 협동작전입니다. 정기적으로 치과에 가서 검진을 받고, 가정에서는 또 나름대로 칫솔질도 하고, 불소도 사용하고, 식사에도 주의를 기울여야 합니다.

어떻게든 깎아내는 부위를 줄여라

소중한 치아에 충치가 생겼다! 그럴 때는 어떻게 해야 할까요? 일단 치과에 가서 치료를 받아야 하는데, 이때도 치과를 선택하는 포인트가 있습니다. 이다 치과의 이다 료 원장에게 배운 최신 치료법을 소개합니다. 이런 치료를 하는 치과라면 안심입니다.

3개월 혹은 6개월에 한 번 치과위생사에게 진단을 받고 있으면 충치가 생겨도 바로 발견할 수 있습니다. 에나멜질의 표면이 탈회(脫灰)에 의해 하얗게 변색되는 정도라면 먼저 바이오필름을 제거한 후에 감염된 부분을 제거하고 충치의 진행을 막는 약을 바릅니다. 치료를 마치면 집에서 칫솔질을 꼼꼼하게 하고 불소 젤을 사용해서 관리하면 치아는 원래대로 돌아옵니다.

그런데 종종 치아 표면은 별일 없는 듯 보이는데도 안쪽에서 충치가 진행된 경우도 있습니다. 그런 때 에나멜질을 바늘로 쿡쿡 찌르면 아주 쉽게 부서져 버립니다. 그러므로 주의 깊게 관찰하고 레이저 광선을 쬐어 치아의 경도를 조사해서 약을 바르는 것만으로 괜찮을지의 여부를 확인합니다.

따뜻한 음식이 시리게 느껴질 정도가 되면 충치가 진행되었다고 봐도 무방합니다. 에나멜질이 파괴되어 그 안쪽의 상아질이 노출되면 환부를 최소 범위로 삭제하고 접착제를 사용하여 메우면 상아질에 생긴 상처가 복원됩니다. 인레이(inlay)나 아말감(amalgam) 등 여러 재료가 있지만 천연 치아와 유사한 콤퍼짓 레진(composite resin, 플라스틱)을 사용하기도 합니다. 이것으로 치료는 끝납니다.

충치가 일정 수준 이상으로 진행되면 에나멜질이 파괴되고 상아질까지 침범해서 치수 가까이까지 들어오게 됩니다. 이쯤 되면 통증도 심해져서 치과에 가면 "신경을 죽입시다"라는 소리를 듣게 됩니다. 그러나 치수는 신경이나 혈관이 지나는 곳입니다. 치아에 영양을 보내고 신진대사를 촉진하거나 세균 등에 대항하는 면역시스템이 있는, 치아의 심장부라 할 수 있습니다. 치수를 죽이는 것은 치아를 죽이는 것과 다를 바 없습니다.

치수를 살리기 위해서는 감염된 상아질을 깎아내고 그곳에 약을 채운 다음 수개월을 기다립니다. 그 사이에 상아질이 견고해져서 치수의 주위에도 새로운 상아질 생겨납니다. 그러면 다시 한 번 상아질을 깎아서 환부를 완전히 드러냅니다. 새로운 상아질이 생길 때까지 가능한 한 통증을 못 느끼도록 조치는 하겠지만 치수를 완전히 들어낸 것이 아니므로 통증이 느껴질 수도 있습니다. 그렇게 시간이 지나 새로운 상아질이 형성되면 치수를 제거할 필요가 없습니다. 치수를 살려낼 수 있으면 치아를 지킬 수 있습니다.

치수까지 감염이 되면 더 이상 어쩔 수 없습니다. 치수를 제거해야 하는데, 이때 치아 뿌리의 안쪽까지 충치균이 들어가 있으면 완전히 제거하지 않는 한 아무리 치아를 살려놓아도 금방 재발합니다.

치아 뿌리에 둥지를 튼 환부를 긁어내는 근관치료를 하는데, 눈에는 보이지 않기 때문에 아주 어렵습니다. 이때 등장하는 것이 수술용 현미경인 마이크로 스쿠프입니다. 제품에 따라 다르지만, 이 현미경을 사용하면 육안의 32배를 볼 수 있어서 치아 뿌리의 환부를 보면서 제거할 수 있습니다. 아직은 마이크로 스쿠프를 도입한 치과가 많지 않지만 치내요법에는 필요한 도구입니다.

치아 뿌리를 남길 수 있으면 거기에 기둥을 세워서 의치를 만듭니다. 치근에는 치조골과 접하는 치근막이 있기 때문에 치아 뿌리를 남기는 일은 아주 중요합니다. 치근막이 남아 있으면 음식을 씹을 때 씹는 맛이 느껴질 뿐 아니라 세균이 몸속으로 들어오는 것을 막아주기도 합니다.

치근에 기둥을 세운 다음 그 위에 금속으로 만든 크라운을 씌웁니다. 크라운은 금속으로 만들어져 있지만 10년 정도 지나면 마모되어 다시 만들어야 합니다. 크라운에는 귀금속, 세라믹, 금속의 표면을 플라스틱이나 도자기로 씌운 것 등이 있는데, 겉모양으로 고르기보다는 얼마나 유지할 수 있는지를 잘 듣고 선택해야 합니다.

종류로는 크라운 이외에 브리지, 끼웠다 뺐다 할 수 있는 텔레스코프 의치, 오버덴처 등이 있습니다. 치아가 전부 없어진 다음에 사용하는 것이 전체 의치입니다. 이렇게 되어서는 안 되겠지요?

충치 치료에서 중요한 것은 치아를 가능한 한 깎아내지 않는 일입니다. 이다 원장은 "환자의 경과를 제대로 관찰하고 있다면 새로운 치료가 필요한 시점을 바로 알 수 있다"고 말합니다. 치과 건강검진과 지속적인 관리가 중요한 것은 이런 이유에서입니다.

치주질환도 포켓이라고 불리는 치아와 잇몸 사이의 홈이 4~5mm 이내라면 완치가 가능합니다. 먼저 치태를 완벽하게 제거한 다음 바이오필름을 제거하고, 치과위생사에게 올바른 칫솔질 법을 배우고 그것을 잘 실행하면, 시간은 다소 걸리겠지만 서서히 잇몸도 단단해지며 회복됩니다. 특히 치주질환의 경우 와타나베 칫솔질을 통해 잇몸을 건강하게 유지할 수 있습니다. 어쨌든 치주병균이 숨어 있는 곳을 철저하게 제거하고 청결한 상태를 유지해야 합니다.

치아와 잇몸 사이가 6~9mm로 깊어지면 그 사이에 도구를 넣어도 깨끗해지기가 어렵습니다. 잇몸에 메스를 사용하여 치근을 노출시킨 뒤에 치태나 바이오필름을 확실하게 제거해야만 합니다. 이때는 눈으로 확인하면서 제거할 수 있으니까 확실한 방법이라고 할 수 있습니다. 플랩 수술이라고 하여 건강보험도 적용됩니다. 일주일 정도 지나면 꿰맨 잇몸에서 실을 뽑으면 됩니다.

  이외에도 여러 가지 방법이 있으니 치과 전문가와 상담해 보십시오.

  치아를 지키기 위해서는 가능한 한 치아를 깎지도 뽑지도 않는 것이 좋다는 것을 명심하십시오. 이 기본을 꼭 기억하고 환자와 함께 치아를 지키고자 하는 치과의사를 찾으시기 바랍니다.

치주질환 예방에 효과적인 와타나베 칫솔질

한국 속담 중에 "밥이 보약이다"라는 말은 한의사가 싫어하고 "이 없으면 잇몸으로 산다"는 말은 치과의사가 싫어한다고 합니다. 아마도 건강에 있어 무엇이 중요한지 잘 알기 때문에 그런 것 같습니다. "이 없으면 잇몸으로 산다"는 말은 당장 요긴한 것이 없으면 안 될 것 같지만 없으면 없는 대로 그럭저럭 살아 나갈 수 있음을 이르는 말이긴 하지만 사실 이가 없는 구강에는 해당사항이 없는 이야기입니다. 치아는 빠지는 순간부터 잇몸이 줄어들기 시작해서 나중에는 잇몸이 낮아져 버립니다. 그러면 음식을 씹어 먹을 수도, 틀니를 만들어 넣을 수도 없기 되기 때문에 가능하면 자신의 치아를 빼지 않고 유지해야 하며, 잇몸도 건강하게 지키는 것이 중요합니다.

얼마 전까지만 해도 텔레비전을 통해 치약이나 칫솔 광고를 쉽게 볼 수 있었습니다. 그런데 최근에는 유독 잇몸약 혹은 잇몸질환과 관련된 광고의 빈도가 높아졌습니다. 그 원인은 우리나라 건강보험 관련 자료에서 찾아볼 수 있을 것 같습니다. 2012년, 2013년 건강보험에서 외래환자 다빈도 질환 10가지를 살펴보면, 치은염 및 치주질환이 2위로 잇몸병이 증가하고 있음을 알 수 있습니다. 치아우식증이 아동기에 잘 생기는 병이라면 잇몸과 치아를 둘러싸고 있는 잇몸뼈 등에 생기는 치주질환은 나이가 들어감에 따라 유병율이 증가하고 잘 치유되지 않는 만성적 질환으로 성인기에 주로 발생하여 치아 상실의 원인이 됩니다.

치아우식증을 예방하고 관리하는 방법은 불소를 이용하거나 치아 홈 메우기, 식이조절 등 여러 방법이 개발되어 활용되고 있으나 치주질환 관리에 대한 예방법은 그리 다양하지가 않습니다. 잇몸을 건강하게 지키는 방법은 칫솔질과 치석제거 즉 스케일링입니다. 지난 2013년 7월부터 1년에 1회의 스케일링이 건강보험으로 제공되고 있습니다. 치주질환 예방을 위한 국가의 보다 적극적 노력이 필요한 시점에서의 환영받는 조치였습니다.

이를 닦는 것은 치면세균막 관리에 가장 효과적인 방법입니다. 또한 단순히 치면세균막을 제거하는 것뿐만 아니라, 치아 사이 잇몸의 혈액공급을 촉진하고, 치은 마사지를 통해 치간상피 각화를 촉진하여 감염에 대한 저항성을 높여주고, 치주조직의 치유능력을 증진시키는 데도 효과가 있는 것으로 보고되고 있습니다.

칫솔질에는 여러 방법이 있는데, 지금까지 보고된 여러 가지 칫솔질 방법 가운데 치주질환 예방에 가장 효과적인 방법은 와타나베법 (Toothpick Method)입니다. 이 방법은 칫솔의 끝부분으로 치아 사이를 이쑤시개 사용하듯이 앞뒤로 움직여 닦습니다. 치아와 치아 사이 인접면의 치면세균막을 효과적으로 제거할 뿐만 아니라 적절한 치은 자극을 통해 잇몸 마사지 효과와 치은열구 상피의 각화를 촉진하며 치주염증을 개선시키는 것으로 알려져 있습니다.

와타나베법은 다른 칫솔질 방법과 칫솔 잡는 방법부터 다릅니다. 보통의 칫솔이 손바닥으로 칫솔대를 감싸 쥐고 엄지로 고정하는 방식으로 잡고 닦는다면 와타나베법는 연필 잡듯이 잡고 닦습니다. 또한 칫솔은 한 줄에 6개 강모 다발이 심어져 있는 두 줄 모를 사용합니다. 칫솔머리는 치아 1개 반 내지 2개 반 길이에 해당되는 최소 크기의 칫솔이 추천됩니다.

치과진료실에서는 치과의사나 치과위생사가 직접 환자의 입안에서 치면세균막을 관리해 주는 것이 치주질환 관리에 확실히 효과가 있는 비외과적인 방법이며, 전문가에게 사용법을 배우면 집에서도 충분히 실천할 수 있습니다.

치주질환 환자를 위한 100% 확실한 예방법이 없기 때문에 조기 발견하여 철저하게 관리하는 것이 중요합니다. 일단 발생된 치주질환의 경우 조기치료 및 계속적인 예방관리 및 치면세균막 관리 교육을 하여야만 치아의 수명을 연장시킬 수 있습니다.

건강에서 제일 중요한 것은 스스로 규칙적으로 꾸준히 관리하는 것입니다. 특히 치주질환과 같은 만성질환은 환자 스스로 관리할 때 가장 효율적입니다. 지금 내 잇몸이 조금 이상하다고 느낀다면 가까운 치과를 방문하여 치과의사나 치과위생사에게 와타나베법을 문의해 보는 것이 좋습니다. 잇몸에 마법 같은 변화를 느낄 수 있을 것입니다. 구강건강 관리에 칫솔질은 매우 중요하지만 정확한 방법이 아니면 그 효과를 제대로 누릴 수 없습니다. 최근에는 인터넷에도 와타나베법 관련 자료나 영상이 있으니 관심을 갖고 찾아보시기 바랍니다.

| 맺음말 |

칫솔질을 제대로 하는 것이 전신건강 첫 단추

마지막으로 저의 칫솔질 방법을 소개하고자 합니다.

저는 하루에 두 번 칫솔질을 합니다. 특히 공을 들여서 닦는 것은 저녁시간입니다. 거의 매일 밤 9시쯤부터 닦기 시작합니다. 칫솔질에 필요한 것은 칫솔 2개, 치간칫솔, 치실 그리고 손거울입니다.

손거울은 칫솔이 치아 하나하나에 정확하게 닿고 있는가를 확인하기 위해 사용합니다. 손거울을 사용하지 않으면 칫솔의 앞부분이 치아에 닿는지 여부를 알 수 없습니다. 치아 교합 부분은 물론, 볼 쪽, 혀 쪽, 안쪽의 4면을 확실히 닦기 위해서도 손거울이 꼭 필요합니다.

칫솔은 옆으로 닦을 뿐 아니라 위아래로 닦기도 하고 수평으로도 닦고 칫솔 앞쪽이 치아의 표면에 확실하게 닿도록 닦습니다.

치아의 배열이나 잇몸의 상태는 사람마다 다르기 때문에 칫솔질 방법도 개인에 따라 달라집니다. 저는 예전에 취재한 요코하마 마루모리 치과의원의 마루모리 켄지 선생님에게 배운 방법을 이용합니다. 마루모리 선생님은 '억박적박 칫솔질'이라고 불렀는데, 칫솔을 위아래, 옆, 수평, 사선, 앞부분, 뿌리부분 등 각도를 여러 차례 바꾸어서 치아 하나하나를 구석구석까지 닦으라고 하셨습니다.

특히 세심하게 해야 닦아야 할 곳이 치아와 치아 사이, 치아와 잇몸의 경계입니다. 강하게 문지르지 말고 조심스럽게 몇 번이고 반복해서 닦습니다. 칫솔 앞쪽을 사용하거나 반대로 몸통 부분을 사용하면서 닦아 나갑니다. 칫솔의 모든 부분을 이용하여 치아의 4면이 모두 깨끗해지도록 닦습니다.

다음에는 솔의 앞쪽이 조금 튀어나온 작은 브러시로 치아와 치아 사이, 특히 가장 안에 있는 어금니의 안쪽을 닦습니다. 솔이 조금 뻣뻣하기 때문에 치아와 치아의 접합 부분에 있는 홈의 오염도 제거할 수 있습니다. 이것은 야츠가다케 치과의 치과위생사에게 배운 방법입니다.

그렇게 해도 치아와 치아 사이를 다 닦을 수는 없습니다. 이때 치간칫솔을 활용합니다. 특히 치아 사이에 공간이 있다면 치간칫솔은 칫솔질에 꼭 필요한 도구입니다. 특히 브리지가 있거나 크라운처럼 치아를 씌운 것이 있다면 그 뿌리에는 오염이 붙기 쉬우므로 치간칫솔을 사용해야 합니다. 식사 후에 이쑤시개를 사용하는 사람이 있는데, 오염 물질을 확실히 제거하는 데는 이쑤시개보다 치간칫솔을 추천합니다.

치간칫솔을 사용한 뒤에는 치실을 치아와 치아 사이에 넣어서 위아래로 움직여 치아와 치아 인접면의 오염을 제거합니다. 또한 치아와 잇몸 사이에 넣어서 치아 뿌리에 붙어 있는 오염을 제거합니다. 치실은 익숙하지 않으면 힘들다고들 하지만 일단 익숙해지면 이것만큼 간편한 것도 없습니다.

미국에서 공부한 한 치과위생사는 신호대기 중에 자동차 운전석에서 거울을 보면서 치실을 사용하는 사람들을 종종 보았다고 합니다. 또한 부모가 치실을 사용하면 아이들도 일찍부터 치실을 사용하게 된다고 합니다. 치아와 치아의 인접면은 충치도 생기기 쉽습니다. 치실을 하다 걸리는 부분이 있어서 치과에 갔더니 충치였다고 하는 사람도 있습니다. 치실 덕분에 충치를 조기에 발견한 것이지요.

저녁 칫솔질에 걸리는 시간은 좀 길어집니다. 이 칫솔질은 세면대에서 하지 않습니다. 거실 의자에 앉아서 텔레비전도 슬쩍슬쩍 보면서 합니다. 치약을 사용하지 않기 때문에 입에서 치약 거품이 넘치는 일도 없습니다. 나이를 먹으면 세면대 앞에 계속 서 있는 일도 힘듭니다. 의자나 소파에 앉아서 여유 있는 마음으로 칫솔질을 합니다.

거실에서 칫솔질이 끝나면 세면대로 가서 불소가 든 젤로 다시 칫솔질을 합니다. 이때는 닦는다기보다 불소를 치면에 골고루 바른다는 느낌입니다. 저는 바로 뱉지 않고 입안에서 우물거리기를 반복하여 불소가 치아에 충분히 묻도록 한 뒤에 뱉습니다. 뱉은 다음에는 당연히 물로 꼼꼼하게 헹구어냅니다.

이것으로 저녁 칫솔질이 끝납니다. 혀로 치아를 만져보면 매끈매

끈합니다. 치간칫솔이나 치실을 사용하면 치아의 오염 정도를 잘 알 수 있습니다. 칫솔만으로는 제거되지 않는 치아와 치아 사이의 오염, 잇몸 안에 숨어 있던 오염 물질이 치간칫솔이나 치실에 걸려 나옵니다. 이것이 바이오필름의 재료가 된다는 사실을 실감하는 순간입니다.

한번은 도쿄의 유가 치과 치과위생사가 저에게 치실에 걸려 나온 찌꺼기의 냄새를 맡아보라고 했습니다. 솔직히 말해서 좀 충격적인 냄새였습니다. 이런 게 치아에 붙어 있었다니, 생각하는 것만으로도 소름이 끼쳤습니다. 그러나 이 찌꺼기는 기분 나쁜 냄새로 그치지 않습니다. 잘못하다가는 전신의 건강에 영향을 미치는 원인이 될 수도 있습니다.

아침 양치는 식사 후에 하지만 산성이 강한 음식을 먹었을 때는 식후 바로 하지는 않습니다.

치아부식증(산식치, 酸蝕齒)라고 불리는 병이 있습니다. 산성이 강한 음식, 예를 들어 자몽이나 흑초를 지속적으로 섭취하면 치아 표면에 구멍이 생기고 충치와 같은 통증이 생기기도 합니다. 도쿄의대 치과 대학의 기타사코 유이치 조교수에 의하면, 아래 어금니의 통증을 호소하며 병원에 온 62세 남성을 진찰한 결과, 어금니 표면에 달 표면의 분화구처럼 구멍이 몇 개나 있었고 에나멜질이 녹아서 그 밑의 상아질까지 노출되어 있었다고 합니다. 이 남성은 매일 아침 조깅을 한 다음 1년 반에 걸쳐 흑초를 마셔왔다고 합니다. 그것도 입 안쪽에 머금으면서 마시는 습관이 있었다고 합니다.

또 아래 송곳니와 어금니에 심한 통증을 호소하며 병원에 온 64세 여성은 자몽을 매일 두 개씩 3개월 이상 지속적으로 먹었다고 합니다. 진찰한 결과, 어금니는 교합의 영향으로 원래 마모가 진행되고 있었는데, 자몽의 강한 산에 의해 에나멜질뿐 아니라 상아질도 파괴되어 신경이 나와 있었습니다.

충치는 보통 산에 의해 에나멜질이 파괴되어 생기지만 이처럼 음식 때문에 부식이 생기는 경우도 있습니다. 산성의 음식물을 섭취하면 입안은 산성으로 기우는데, 타액의 완충능에 의해 거의 중성으로 돌아갑니다. 그러나 타액의 양이 적거나 완충능이 약해지면 산식치가 될 가능성이 높아집니다.

아침 칫솔질에는 치약을 사용합니다. 입안이 상쾌해지고 싶기 때문입니다. 아침에도 5분 정도는 모든 치아를 하나하나 정성들여 닦습니다. 아침이니까 시간을 넉넉히 할애하지는 못합니다.

칫솔질에 드는 시간은 아침과 저녁을 합해 20분 정도 됩니다. 그 정도 시간을 들여서 닦는데도 정기검진 때 체크를 받으면 치태가 쌓인 부위가 반드시 있습니다. 의식하지 못할 뿐 제게도 잘못된 칫솔질 습관이 있는 것이죠.

2011년의 치과질환 실태조사에 의하면, 일본인의 95.4%가 하루 한 번은 칫솔질을 한다고 합니다. 48.3%가 하루에 2회, 3회 이상 칫솔질을 하는 사람도 25.2%였습니다. 6년 전의 통계와 비교해도 이 숫자에 커다란 변화는 없습니다. 3회 이상 칫솔질을 하는 사람이 20.8%에서 25.2%로 늘어난 정도입니다.

이렇게 모두 칫솔질을 하고 있는데 왜 치아를 잃는 사람이 많은 것일까요? 칫솔질 방법에 문제가 있는 것일까요? 그럴지도 모르지만 몇 번이고 설명해 왔던 것처럼 아무리 잘 닦아도 칫솔질만으로는 치아를 지킬 수 없기 때문입니다. 치아와 치아 사이, 어금니 안쪽, 치아 뿌리 등에 찌꺼기가 남게 됩니다. 여기에 바이오필름이 형성되어 충치균과 치주병균이 번식해 나갑니다.

무엇보다 바이오필름을 제거해야만 합니다. 그러기 위해서는 치과위생사에 의한 전문적인 관리가 필요합니다. 3개월 혹은 6개월에 한 번 치과위생사에게 PMTC를 받으면 바이오필름은 제거되고 충치나 치주질환 또한 예방할 수 있습니다.

전 세계 사람들이 모두 이 세균 제거법을 실행하여 지구인의 입안에서 충치균과 치주병균이 없어지면 칫솔질을 하지 않아도 될지 모릅니다. 하지만 그런 만화 같은 일은 일어나지 않을 테니 칫솔질은 죽을 때까지 해야만 합니다.

치아의 병이 전신에 영향을 미칠 수 있다는 사실이 하나씩 밝혀지고 있습니다. 아직 우리는 병을 예방하는 의식이 낮다고 앞에서도 말했지만 그것은 확실한 방법이 없기 때문이기도 합니다. '이것만 지키면!'이라는 확실한 방법만 있다면 누구든 병에 걸리지 않기 위해 그 방법을 실행할 것입니다. 안타깝게도 생활습관병이라고 불리는 질환도, 그 외의 다른 질환들도 온전하게 예방할 방법이 없습니다.

그러나 치아질환은 다릅니다. 확실하게 막을 방법이 있습니다. 충치나 치주질환을 근절할 수 있다면 생활습관병 등의 질환도 막을 수 있습니다. 무엇보다 기쁜 것은, 더 이상 이가 아프다거나 빠지는 일로 고민할 필요가 없다는 점입니다. 그 옛날부터 인류의 골칫거리였던 충치에 대한 고민에서 드디어 해방될 수 있다는 점입니다.

이제 남은 것은 여러분의 결정뿐입니다. 치아질환 예방법의 실천 여부를 결정하는 것은 여러분 자신이니까요.

당신이 꼭 알아야 할 뜻밖의 치과상식
이만 잘 닦아도 비만·치매 막는다

초판 1쇄 발행 2014년 8월 18일
초판 2쇄 발행 2014년 10월 27일

지은이 가바야 시게루
감역자 황윤숙
발행인 김난희
편집인 김갑수
디자인 su:

펴낸곳 도어북
출판등록 2008년 4월 23일 제 313-2009-170호
주소 121-210 서울시 마포구 서교동 465-4 광림빌딩 2층
대표전화 02-338-7273
팩스 02-338-7161

ⓒ 가바야 시게루, 2013

ISBN 978-89-962997-4-5 13510

일원화 공급처 (주)북새통
주소 121-210 서울시 마포구 서교동 465-4 광림빌딩 2층
대표전화 02-338-0117
팩스 02-338-7161

※ 이 책은 도어북이 저작권자와의 계약에 따라 발행한 것으로, 본사의 서면 허락 없이는 어떠한 형태나 수단으로도 이 책의 내용을 이용할 수 없습니다.
※ 잘못된 책은 구입한 서점에서 교환해 드립니다.